अपना आत्म-सम्मान बढ़ाएँ

सफल जीवन जीने की कला

डॉ. नरेन्द्रनाथ चतुर्वेदी

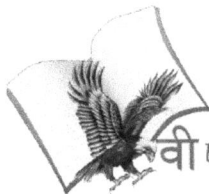

वी एण्ड एस पब्लिशर्स

प्रकाशक

वी एण्ड एस पब्लिशर्स

F-2/16, अंसारी रोड, दरियागंज, नयी दिल्ली-110002
☎ 23240026, 23240027 • फैक्स: 011-23240028
E-mail: info@vspublishers.com • *Website:* www.vspublishers.com

शाखा: हैदराबाद
5-1-707/1, ब्रिज भवन (सेन्ट्रल बैंक ऑफ इण्डिया लेन के पास)
बैंक स्ट्रीट, कोटी, हैदराबाद - 500 095
☎ 040-24737290
E-mail: vspublishershyd@gmail.com

शाखा : मुम्बई
जयवंत इंडस्ट्रिअल इस्टेट, 2nd फ्लोर - 222,
तारदेव रोड अपोजिट सोबो सेन्ट्रल मॉल, मुम्बई - 400 034
☎ 022-23510736
E-mail: vspublishersmum@gmail.com

फ़ॉलो करें:

हमारी सभी पुस्तकें **www.vspublishers.com** पर उपलब्ध हैं

प्रकाशकीय

वर्तमान समय में जीवन में अपने आत्म-सम्मान को बनाये रखना एक कठिन चुनौती है। हम पग-पग पर आत्म-सम्मान को बनाये रखने में अनेक परिस्थियों से दो-चार होते हैं। पर, हमारा आत्म-सम्मान है कि कभी लुढ़कता, मचलता और खड़ा होकर गतिशील रहता है। जिस व्यक्ति का आत्म-सम्मान सुरक्षित नहीं, वह जीवित 'शव' के समान है। उसी आत्म 'स्व' 'खुदी' को परिभाषित, रेखांकित और बचाने की प्रक्रिया को समझाती हुई यह उपयोगी पुस्तक है।

इस पुस्तक में लेखक ने आत्म-सम्मान को बढ़ाने, बचाने और उसे निरन्तर बनाये रखने के कुछ टिप्स दिये हैं, जिनका पालन करने से व्यक्ति अपनी 'खुदी' को बुलन्द कर सकता है और समाज, परिवार और अपने मित्रों में एक खुश, सफल व आनन्ददायक, जीवन व्यतीत कर सकता है।

यह पुस्तक पाठकों के आत्म-सम्मान को बढ़ायेगी एवं उनका मार्गदर्शन करेगी, ऐसा हमारा दृढ़ विश्वास है। पुस्तक की अच्छाई-बुराई, उसके गुण-अवगुण की निष्पक्ष विवेचना तो पाठकगण ही करेंगे।

विषय-सूची

1

आत्म-सम्मान कैसे बढ़ाएँ

हिन्दी में 'आत्म-सम्मान', 'आत्म-गौरव', 'अस्मिता'... तथा अँग्रेजी भाषा का 'एस्टीम' महत्वपूर्ण शब्द हैं। यह 'आत्म' है क्या? जिसको लेकर हम चिन्तित हो जाते हैं। 'एस्टीम' के हिन्दी भाषा का सही शब्द 'ख़ुदी' ही है।

सामान्यजन के सामने, राज्य का सामान्य-सा कर्मचारी जिस प्रकार दम्भ व अहंकार से गरजता है और वह 'जन' अपने कार्य के प्रति जिस प्रकार गिड़गिड़ाता है, वह दृश्य भीतर तक झकझोर जाता है। हमारा 'आत्म' क्या है? यह सवाल हमेशा अधूरा ही रह जाता है।

वही कर्मचारी जब अपने उच्चाधिकारी या राजनेता के सामने खड़ा होता है, तो सीधा खड़ा ही नहीं हो पाता है। उसका रिरियाता चेहरा तथा अदना-से राजनेता के सामने जी-हुज़ूरी करता हुआ वही कर्मचारी, हास्यास्पद बन जाता है। हम अपनी भाषा, अपनी गरिमा, अपना स्वत्व सब खो बैठे हैं। न चेहरे पर अपनी प्रतिष्ठा का भाव है, न गरिमा है। आख़िर हम हैं क्या?

साधारण-सी प्रतिकूलता के प्रभाव को हम बर्दाश्त नहीं कर पाते हैं। हल्के से ताप से, मोम के पुतले की तरह पिघल जाते हैं। हमारी फ़िल्मों के नायक या तो परिस्थितियों के सामने भय से भागते रहते हैं या तुरन्त किसी मन्दिर, दरगाह या चर्च में चले जाते हैं या हिंसा का अतिरंजित सहारा लेते हैं। क्या वे हमारे सही स्वरूप को चित्रित नहीं कर रहे हैं? क्या हम वास्तव में उनसे अलग हैं? यह विचारणीय प्रश्न है।

आख़िर हम हैं क्या ? हमारा 'आत्म' क्या है ? यह सवाल हमेशा ही पूछा जाता रहा है। विदेशी राजनीतिज्ञ जब हमारे यहाँ आते हैं, तब उनके सम्मान में हम जिस तरह कालीन की तरह बिछ जाते हैं, हम कहते हैं, 'पधारो म्हारो देश...' पर जब हम विदेश जाते हैं, हम कहीं भी इस जी-हुज़ूरी की आँख अपने प्रति नहीं पाते हैं...। मानवीय गरिमा का भाव अवश्य दिखायी पड़ता है। क्यों ?... क्योंकि हम अपने को ही कभी सम्मान से नहीं देखते। जब हम अपने प्रति ही सम्मान नहीं रखते हैं, तब कौन हमारे प्रति सम्मान रखेगा ?

हमारे सन्त महात्मा एक ही बात कहते हैं **'मो सम कौन कुटिल खल कामी'**। हम स्वयं न तो कभी अपना सम्मान कर पाते हैं, न ही इसी कारण अपनी योग्यता को प्रदर्शित कर पाते हैं। आजकल हर साक्षात्कार में पहला सवाल यही पूछा जाता है, आप में ऐसी कौन-सी योग्यता है, जो आपका इस पद के लिए चयन किया जाये ? हम यहाँ इस सवाल का ही उत्तर तलाश करने का प्रयास करेंगे।

अपनी पहचान स्थापित करें

आत्म-सम्मान की पहली स्थिति होती है, आप अपनी पहचान स्थापित करें तथा फिर उसे एक मूल्य भी दें। आप क्या हैं ? क्या चीज़ हैं ? आपका क्या स्वरूप है ? आपकी क्या पहचान है ? और उसे आप किस प्रकार दूसरों को बता सकते हैं ? जिस व्यक्ति का, जिस समाज का, जिस देश का स्वाभिमान खो जाता है, वह कभी विकास के पथ पर आगे नहीं बढ़ सकता, वह कभी उत्कर्ष को नहीं पा सकता।

'स्वाभिमान'... यह व्यक्ति की, समाज की, अन्तर्निहित शक्ति है, जो कुछ मूल्यों के साथ जुड़ जाती है। महाराणा प्रताप और मानसिंह के बीच यही दूरी थी। आत्म-विश्वास दोनों के पास थे, पर घास की रोटी खाने वाला प्रताप सामान्य जन का आराध्यदेव बन गया। वह 'स्वाभिमान' का मानवीकरण है। भारत के राष्ट्रपति अब्दुल कलाम में जो चारित्रिक गुण सहज सबका ध्यान आकर्षित करता है, वह उनका स्वाभिमान है, उनका आत्म-विश्वास है। कठोर परिश्रम के साथ, आधुनिक तकनीक और प्रबन्धन के मूल्यों को लेकर, भारत को शक्ति-सम्पन्न बनाने की उनकी परिकल्पना आधुनिक भारतीय का सपना है। आज भारत में

'विज्ञान शिक्षा' का प्रचार व प्रसार उनका लक्ष्य है, वे निरन्तर विद्यार्थी-जगत से जुड़े हुए हैं। 'आत्म-सम्मान' वह शक्ति है, जहाँ 'आत्म-विस्मृति' के गहरे अन्धकार से बाहर आकर, कुछ मूल्यों को अंगीकृत करना है। वे मूल्य उसके आचरण की सुगन्ध बन जाते हैं। अपनी योग्यता का सही आकलन होता रहना चाहिए। हर काम हम नहीं कर सकते, हर विषय का हमें ज्ञान नहीं हो सकता, पर जो हमें आता है, जिसमें हमारी रुचि है, उसका हमारा ज्ञान निरन्तर बढ़ता रहे, यह प्रयास होना चाहिए। उससे जो गुण पैदा होंगे, वे आपकी पहचान बनायेंगे। वे आपको आदर दिलायेंगे। वही आपका जिसे 'आत्म' कहा जाता है, उसे बनायेंगे। यह जो हमारा 'आत्म' है, निरन्तर बदलता रहता है और इसके लिए ज़िम्मेदार भी हम ही हैं।

यह अहंकार नहीं है

उस दिन मैंने सुना, कहा जा रहा था, 'इनसान संसार को जीत सकता है, पर अपने आपको नहीं...'। यह आपा बहुत ही ख़तरनाक है। हम यहाँ किसी प्रकार की लड़ाई की बात नहीं कर रहे हैं। हम अपने आपको निरन्तर अच्छा बना सकते हैं, यह एक सत्य है।

एक पुरानी घटना है, 'मैं तब सरकारी कार्य से राजधानी गया हुआ था। क्षेत्र के मन्त्री से अच्छे सम्पर्क थे। वे बोले, 'सुबह आपको मुख्यमन्त्री जी के यहाँ ले चलेंगे, तैयार रहना। पाँच बजे वे पूजा से उठ जाते हैं, उनका आशीर्वाद लेना है।'

मैंने कहा, 'मैं चल नहीं पाऊँगा, आप हो आयें।

वे नहीं माने, बहुत प्रेम करते थे, सुबह तैयार होकर जाना पड़ा। वहाँ पहुँचे तो पाया, एक कार पहले से खड़ी है।

वे तेजी से अन्दर चले, मैंने भी अपने क़दम बढ़ाये ...पर... वहाँ देख कर चौंक गया...

मुख्यमन्त्री जी अपने पूजा-घर से बाहर निकले ही थे कि एक तत्कालीन ज़िला कलेक्टर वहाँ साष्टांग दण्डवत किये पड़े थे।

मेरे लिए यह दृश्य विस्मयकारक था। 'क्या हम अपने पिता के प्रति भी इतना आदर रखते हैं?' शायद नहीं! कहा जाता है काम पड़े तो गधे को भी बाप बना

लेना चाहिए। सम्भवत: यही प्रथा... हमें हमेशा अपने 'गॉड फादर' को तलाश करने को बाध्य करती है। हम अपना 'स्वत्व' खोते चले जा रहे हैं। यह बात दूसरी है कि हमने पाया ही कब था?

स्वतन्त्रता की प्राप्ति तथा स्वाभिमान की प्राप्ति दो अलग-अलग उपलब्धियाँ हैं। स्वतन्त्रता-प्राप्ति के बाद पुन: हम 'लोकतन्त्र' को 'जंगली राज' में बदलते हुए भीड़-तन्त्र को अपनाते चले जा रहे हैं। किसी भी सामाजिक कार्यक्रम में आप चले जायें, बूढ़े कार्यकर्ता भी युवा नेता के चरणस्पर्श करते देखे जा सकते हैं। यह चरणपूजा जो टेलीविज़न पर हर राजनैतिक कार्यक्रम के कवरेज में सहज ही दिखायी पड़ जाती है, क्या यही हमारी पहचान नहीं बन गयी है?

क्या खोया? क्या पाया?

क्यों? क्या खो गया है... जो मिल जायेगा?

ब्रिटिश राज में जो खोया था... वह अभी तक हम नहीं जान पाये। मुग़ल काल में स्वाभिमान नहीं खोया था... कारण था... उस काल में आर्थिक, सामाजिक व्यवस्था में भारी भेद नहीं था। राजा और बादशाह का सामाजिक स्तर व सुविधाएँ बराबर की थीं। मनसबदारों में भेद, घोड़े व सेना रखने का था, जिससे बादशाह के यहाँ बैठने का स्थान निर्धारित होता था। परन्तु ब्रितानी शासन में, जहाँ भाषा-भेद बढ़ा, ब्रिटिश-राज की नौकरी तथा दया-पात्र होने से सुविधाएँ बढ़ीं, लघु उद्योगों का सर्वनाश होने पर, सामान्य जन की हीनता बढ़ी। वह याचक बनने को मजबूर हो गया। पण्डित सुन्दरलाल ने अपने ग्रन्थ, 'भारत में अँग्रेज़ी राज' में इस पददलित होती सामाजिक व्यवस्था का यथार्थ चित्रण किया है। ब्रितानी शासन व सामन्ती शासन ने मिल कर जो सबसे बड़ा अहित किया, वह यही कि हमारा स्वाभिमान हमसे छीन लिया।

इसीलिए अगर आप 'भारतीय सामान्य जन' तथा 'योरोपीय, अमरीकी सामान्य जन' की तुलना करना चाहें, तो यह भेद सहज ही दिखायी पड़ जाता है। भारतीय युवक-युवतियाँ, आज पश्चिम की ओर जिस तेज़ी से निष्क्रमण कर रहे हैं, उसके पीछे वहाँ प्राप्त सुविधाओं के अलावा उनके स्वाभिमान की सुरक्षा भी है। वे निरन्तर व्यवस्थाओं की निर्ममता के दासत्व को अंगीकार किये बिना ही

वहाँ शान्ति से परिश्रम कर सकते हैं, यह एक कटु सत्य है।

आत्म-सम्मान और अहंकार

मैं उस दिन नज़दीक के नगर में गया हुआ था। जाना पहले भी हुआ था। शर्माजी के परिवार में उनका छोटा लड़का दसवीं कक्षा में सामान्य योग्यता के साथ उत्तीर्ण हुआ था। दोनों ही पति-पत्नी चिन्तित थे। बच्चो को शहर के सबसे अच्छे अँग्रेज़ी स्कूल में पढ़ा रहे थे। बालक बुद्धिमान था, उसके लिए कोचिंग की भी व्यवस्था थी, पर उन्हें सफलता नहीं मिल रही थी। वे निरन्तर उसे आगे पढ़ने को प्रोत्साहित कर रहे थे। उनके मुहल्ले के बच्चे आई.आई.टी. में आ गये थे। उनकी भी इच्छा यही थी। पर वे निराश हो चुके थे। वह बालक सबसे कटा हुआ अपने आप में ही खोया रहता था।

मैंने पाया, यह समस्या उनके बच्चे की नहीं थी, उनकी अधिक थी। वे अपना कर्तव्य यही मान कर चल रहे थे। मैं बच्चे से मिला, वह सुन्दर था, मेधावी था, पर उसकी स्कूल में रुचि नहीं थी...। वहाँ वह निरन्तर दबाव में था। जो छात्र उससे ज्ञानात्मक उपलब्धियों में आगे थे, शिक्षक भी उनकी ओर ही उत्सुक रहते थे। वे योग्यता के चरम शिखर पर थे। परिणामत: इस बालक में जहाँ आत्म-विश्वास की कमी आ गयी थी, वहीं इसका स्वाभिमान भी खोने लगा था। वह सामने आने से कतराने लगा था। हमेशा सपनों में खोया हुआ, अँग्रेज़ी की कहानियाँ, उपन्यास पढ़ा करता था। मैं उससे मिला, उसके साथ रहा, उसके सपनों को जगाया। उसकी योग्यता को परखा, उसे समझाया। वह स्कूल की व्यवस्था, वहाँ के वातावरण से स्वयं को काट कर, एकान्तजीवी होकर अपने आपमें खो गया था। मैंने उसे समझाया, 'तुम योग्य हो, सपने देखते हो, सपने देखना बुरी बात नहीं है, जो सपने देखते हैं ,वे ही उन्हें पूरा कर पाते हैं'। उसका भाषा पर अधिकार था, पर गणित में रुचि कम थी।

मैंने उससे कहा जो आगे हैं, वे कई सालों से कोचिंग ले रहे हैं, तुमने तो खुद मेहनत की है, यह तुम्हारी योग्यता है, तुम अच्छे लेखक बन सकते हो, अपनी भाषा की योग्यता पर गर्व रखो। जो कमी है, उसे पूरा करने का प्रयास करो। पता करो तुम्हारी कमियों को तुम कैसे दूर कर सकते हो ? खुद के प्रति ईमानदारी

रखो। जहाँ कमी रह गयी है, शुरुआत वहीं से करो। अपने आपसे प्यार करना सीखो। जो अच्छाइयाँ हैं, वे हमारी हैं, हमने मेहनत से उन्हें पाया है। जो कमियाँ हैं, वे हमारी हैं, हमने पूरा प्रयास नहीं किया। दूसरा कोई ज़िम्मेदार नहीं है। हम जहाँ पर हैं, वहीं से शुरुआत कर सकते हैं।

उसकी सफलता की यात्रा बहुत लम्बी है...। मैं फिर उसके आग्रह पर उसके नगर में गया था। जब वह अमेरिका अपनी स्नातकोत्तर शिक्षा पूरी करने जा रहा था। प्रश्न वापस वहीं आकर खड़ा हो जाता है। हमने क्या खोया है, क्या पाया है? स्वाभिमान के साथ सबसे बड़ी समस्या... उसके अहंकार में ढल जाने की है।

अहंकार तभी होता है, जब हम जो नहीं हैं, वह बताते हैं, उस रूप में काल्पनिक हो जाते हैं। इससे हीन भावना पैदा हो जाती है। मध्यकाल में यही हुआ, दुश्मन का सामना नहीं कर पाये, पराजित हो गये। हम कायर थे, अहंकारी थे, इसीलिए ग़रीब जनता पर वर्ण-व्यवस्था के नाम पर अत्याचार करते रहे। सामन्त लोग, पशु-पक्षियों का शिकार कर क़हर ढाते रहे। मुग़लकालीन-चित्रकला सामन्तों की 'शिकार गाथा' का उदाहरण है। इसलिए अहंकार जहाँ स्वरूप में नकारात्मक है, वहीं स्वाभिमान सकारात्मक है। यह व्यक्तित्व को बड़ा बनाता है। हम अपनी कमज़ोरियों को जानते हैं, छुपाते नहीं हैं, कठोर मेहनत करते हैं, सफलता नहीं भी मिले पर परिश्रम करना नहीं छोड़ते हैं।

सही सोचें

विचारणा की प्रक्रिया यह होनी चाहिए कि जो सोचा जाये, वह हमेशा समग्रता में हो। हमने जो निर्णय लिया है, हम उसका पालन स्वयं करें। एक ही बात को बार-बार नहीं सोचना चाहिए। जब हम जानते हैं कि जो हम सोच रहे हैं, यह फालतू की बातें हैं, जिनका हमसे कोई सम्बन्ध नहीं हैं। वहाँ स्वयं पहल कर, अपने मन को निर्देश देकर, वहाँ से हटाने का प्रयास करना चाहिए। संक्षेप में यह विचारणा एक सतत निरन्तर बनी रहने वाली मन की अवस्था है। हम जहाँ भी जाते हैं, जो भी क्रिया घटती है, हम बात सुनते हैं, हमारी ज्ञानेन्द्रियाँ जो भी सूचना हमारी चेतना को सौंपती हैं, हम तत्काल उसकी प्रतिक्रिया करते हैं और उसे एक पहचान दे देते हैं। फिर बार-बार घण्टों उस पर चर्चा करते रहते हैं। इससे हमारा

मन अनियन्त्रित हो जाता है। उचित यही है, हम अपना निर्णय बनायें, तत्काल प्रतिक्रिया नहीं दें। कुछ दिन प्रतीक्षा करें। जो निर्णय बाहर से आया है, अगर वह वही है, जो हमने सोचा था, तो हम अपने भीतर आत्मविश्वास की झलक पायेंगे। हमारी भाषा सही और निश्चयात्मक होने लग जायेगी। इसीलिए सही सोचना, आत्म-विश्वास के मार्ग की पहली सीढ़ी है।

बच्चों के विकास के साथ, उनके इस 'आत्म' की खोज अत्यन्त ही महत्वपूर्ण है। हम जो कुछ उनके परिवेश, समाज, शिक्षा, पारिवारिक पृष्ठभूमि में उन्हें सौंपेंगे, वह उनके 'आत्म' का हिस्सा बनता चला जायेगा।

आप पायेंगे, जो बच्चे अच्छे समृद्ध शिक्षित परिवार से आते हैं, अच्छे स्कूलों में शिक्षा पाते हैं, जहाँ माता-पिता उन्हें अच्छा वातावरण देते हैं, वहाँ उनका आत्म-सम्मान बढ़ा हुआ मिलता है। उनमें स्वाभिमान भी होता है। हमें चाहिए कि बच्चों को अच्छी शिक्षा दें, वैज्ञानिक सोच दें। बचपन में उन्हें जितना साम्प्रदायिक विचारधारा से बचाया जाये, उतना ही अच्छा है। जिन सवालों का उत्तर हम नहीं दे पाते हैं, उन्हें ईश्वर पर छोड़ कर, बच्चों की जिज्ञासा पर ताला लगाना उचित नहीं है। स्वयं अन्धविश्वास रखना, भाग्य भरोसे रहना तथा अनावश्यक कर्मकाण्ड बच्चों को सौंपना, जन्म-पत्री लिये-लिये फिरना, बच्चों का भविष्य पूछते फिरना सबसे बड़ा अपराध है। ऐसा करके हम जान-बूझ कर बच्चों से उनका आत्म-विश्वास ही नहीं, खुद का आत्म-विश्वास भी छीन रहे होते हैं।

अपना सम्मान स्वयं करें

'आत्म विश्वास' जहाँ सफलता सौंपता है, वहाँ 'स्वाभिमान' उत्कृष्टता सौंपता है, व्यक्तित्व सौंपता है। जब हम अपना सम्मान करते हैं, अपने आपको दीन-हीन याचक नहीं पाते हैं, तब हमारी रीढ़ की हड्डी सीधी खड़ी होती है। हम जहाँ, खम्मा अन्नदाता..., हुजूर मुजरा..., यस सर... शब्दों से परे चले जाते हैं, अपने विकास का पथ स्वयं निर्धारित कर लेते हैं, वहीं हम उसके योग्य भी हो जाते हैं। भाषा के स्तर पर अनावश्यक चापलूसी से बचें। हम सही बात को विनम्रता से भी कह सकते हैं।

यह सच है, जहाँ परिस्थितियाँ मनुष्य के स्वाभिमान को प्रभावित करती हैं, वहीं

मनुष्य भी परिस्थितियों को प्रभावित कर सकता है। रानी लक्ष्मीबाई, विवेकानन्द, महात्मा गाँधी, सुभाषचन्द्र बोस, भगत सिंह, मुंशी प्रेमचन्द, ध्यानचन्द, और भी नाम हैं, जिन्होंने अपने स्वाभिमान से, समकालीन समाज के रूपान्तरण में योगदान दिया। भय और प्रलोभन से मुक्त जीवन ही आत्म-सम्मान सौंपता है।

अगर व्यक्ति, बदले स्वरूप में, समाज में स्वाभिमान को पा लेता है, तो उसकी व समाज की परिस्थितियाँ भी बदल सकती हैं। आज भारत को स्वाधीनता मिल गयी है, पर स्वाभिमान नहीं मिला है। स्वाभिमान की प्राप्ति ही मौलिक परिवर्तन में सहायक होगी। हम हमेशा दूसरों के बारे में ही सोचते रहते हैं, दूसरों में ही परिवर्तन चाहते हैं, अपने आप में नहीं। दूसरों का भी बुरा अधिक सोचते हैं। पुरुषार्थ की अवहेलना ही हमारी ग़ुलामी, हमारे पतन का कारण रहा है। हम हर तरह से चाहे सही हो, ग़लत हो अपना काम निकालना ही सफलता मान बैठे हैं। जो समाज जितना ग़लत कार्य करता है, वह उतना ही धर्मभीरु होता है।

फिर हम चाहते हैं, हमारे बच्चे भी हमारा अनुकरण करें। क्या यह उचित है? हम स्वयं अपने आपको सम्मान नहीं दे पाते हैं, अपनी अच्छाइयों को भगवान को या किसी गुरु को सौंप कर दीन-हीन बना रहना चाहते हैं। चाहते हैं उनकी कृपा से, हमारी कमियाँ अपने आप दूर हो जायेंगी। तथाकथित गुरु भी हमें आश्वस्त करते रहते हैं। परिणाम यही है, हम मात्र भीड़ की एक भेड़ ही रह जाते हैं। आप साधु महात्माओं के चक्कर लगाने लग जाते हैं। अपने आपको हीन मान लेते हैं। ज्योतिषियों का बाज़ार इसीलिए पनप रहा है। बेपढ़े-लिखे लोग तन्त्र-विद्या के नाम पर लूटमार करते हैं।

स्वयं को प्यार करें

इसीलिए कहा जाता है, अपने आपको प्यार करो। अपनी अच्छाइयों का प्रशंसक बनो, अपनी कमियों को स्वीकार करो, स्वीकार की गयी भूल फिर दुबारा नहीं होती है। इससे मन शक्तिशाली बनता है। अपना आकलन खुद करें, तब हम अपनी क्षमता को सही-सही जान सकते हैं। अपने आपसे लड़ो मत। संघर्ष करोगे तो टूट जाओगे। स्वयं से प्रेम करो। स्वयं को समझो। कमी दिखती है, तनाव में जाने की जरूरत नहीं है। अपने आपको प्यार से समझाओ। हम ही अपने

मित्र हैं, हम ही अपने दुश्मन हैं, यही सार तत्व है। इस तरह प्यार बढ़ेगा। फिर परिस्थितियाँ भी बदलने लग जायेंगी। कल तक दासता भले ही रही हो, आज तो स्वाभिमान की सुगन्ध प्राप्त हो सकेगी। हमारा आत्म कोई पत्थर नहीं है, यह हमारे ही विचारों से बना है। हम इसे बदल सकते हैं। वह शक्ति हमारा ज्ञान है, हमारा पुरुषार्थ है, हमारा विवेक है, हम उसका आदर करें, उसके बताये मार्ग पर चलें, हमें सफलता अवश्य मिलेगी।

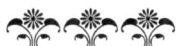

2

मन की उदासी से बचाव

हमारा यह कहना कि वह (आलोचक मन) आया था, उसने कुछ ऐसी बातें कहीं कि उनके प्रभाव में आकर हम बह गये। वह हवा थी? आँधी थी? तूफ़ान था? हम तिनके थे या पौधे थे? जिनकी जड़ें गहरी नहीं थीं, टीन के तप्पड़ थे, जो अधर में टिके थे, उखड़ गये?

हमारी यही तो नियति हो गयी है।

हमारे विश्वास, हमारे नहीं है। हम दूसरों के आदर्शों को ओढ़ कर बैठ जाते हैं। हर पदार्थ का उसका अपना गुण होता है, जिसे हमें रसायन विज्ञान के प्रारम्भ में बताया जाता है। यही उसका धर्म कहा जाता है। इसी तरह मनुष्य का धर्म होता है। धर्म में मात्र स्वभाव रहता है। जिसने धारण कर रखा है या जिसे हमने धारण कर रखा है। हम जितने अधिक मानवीय होते हैं, उतने ही अच्छे इनसान हम माने जाते हैं। वहाँ स्वानुभव गहरा होता जाता है। यह मनुष्य के वे सार्वभौमिक गुण होते हैं, जो आत्म-विश्वास सौंपते हैं। यह आत्म-विश्वास, जितना घना होता जाता है, उतना ही आत्म-सम्मान बढ़ता जाता है।

बात साधारण-सी है, आप सम्मान को लेकर व्यथित हैं, पर यह पता कीजिए कि आप अपनी निगाहों में सम्मानित हैं या नहीं? आप जिन गुणों को दूसरों में देखना चाहते हैं, वे आपमें हैं या नहीं?

वह कौन है, जो आपको निरन्तर अपमानित करता रहता है, दीन व हेय बना देता है। जब उसकी इच्छा होती है, वह आपको आत्म-ग्लानि की कल्मष नदी

में डुबो जाता है। वही जब आपका सम्मान नहीं करता है, आपके स्वीकृत मूल्यों को स्वीकार नहीं करता है, तब फिर बाहर कौन करेगा ? और वह कहीं बाहर नहीं आपका आलोचक मन ही तो है। वही आपका मित्र कम, दुश्मन अधिक है। वह निरन्तर आपकी हर बुरी बात को, आपकी कमियों को निरन्तर नोट करता रहता है। आप दुनिया से लड़ सकते हैं, पर अपने आपसे नहीं।

उस दिन एक मित्र मिले। वे पिछले दिनों सकारात्मक सोच पर भाषण देने गये थे। अख़बार की कटिंग भी लाये थे। बोले–'लोग बहुत प्रभावित हुए हैं'।

मैंने पूछा– 'और आप ?'

'मैं तो भाषण देकर आया था'।

मैंने कहा– 'वही तो, आप स्वयं प्रभावित हैं या नहीं ?'

बोले– 'मैं बात समझा नहीं।'

'तो फिर ये कटिंग लेकर इधर-उधर जाने की क्या ज़रूरत है। सकारात्मक सोच, शान्ति की तरफ़ जाती है, प्रचार, यशप्राप्ति की नौका की सवारी के लिए नहीं। आपके भीतर कहीं बेचैनी है। आपने कहा, लोगों ने सुना। वे सुनें, यही आप चाहते थे, पर आप तो भूल गये ? इसमें आत्म-मुग्ध होने की क्या आवश्यकता है ?'

वे नाराज़ हो गये, बुरा मान गये। मन अन्तर्मुखी नहीं होना चाहता, उसका स्वभाव ही बहिर्मुखी रहना है।

वर्तमान में रहना

उस दिन एक लेख पढ़ रहा था, 'वर्तमान में रहना चाहिए'। पर कैसे ? वर्तमान क्या, वर्तमान में उपस्थित रहना परिस्थिति है या कुछ और ? अन्तर्मुखता ही वर्तमान की दहलीज़ है।

हम जब किसी क्रिया के साथ निरन्तरता में रहते हैं, तो कहा जाता है–हम वर्तमान में हैं। उस समय मन अधिक से अधिक वहीं रहे, जहाँ हम हैं। हमारा मन एक साथ दो काम कर सकता है। अत: जो भी कार्य हमारे हाथ में है, हम उसी में रहें। जब सोचें तो हम पूरी सतर्कता के साथ वहीं रहें। जब क्रिया भी नहीं है, हम अपनी तरफ़ से किसी बिन्दु पर सोच भी नहीं रहे हों, तब अधिक से

अधिक भीतर से चुप रहने का प्रयास करना चाहिए। यह सच है कि यह कठिन काम है, पर जब कम्प्यूटर पर हम काम करते हैं या क्रिकेट में बैटिंग या बॉलिंग करते हैं, हम अपने भीतर गहरी एकाग्रता और सतर्कता का अनुभव भी करते हैं। यही योग की उपलब्धि होती है।

अब आप स्वयं ही यह खोज कर सकते हैं कि आपको वर्तमान में कौन नहीं रहने देता है, वह कौन है? मन वर्तमान में रहे, जो भी क्रिया हो, छोटी या बड़ी, मन वहीं अधिक से अधिक रहे, जब क्रिया नहीं हो, मन निर्विचारता में रहे, यही वर्तमान में रहना है। निर्विचारता में मात्र वर्तमान रहता है। पर क्या यह सम्भव है?

मन निरन्तर सोचता रहता है। कहा जाता है, विचार ही मन है और विचार ही विकार है। मन जो अहर्निश गत्यात्मक है, क्या उसकी गति रुक सकती है? गति तो रुक नहीं सकती, पर उसका प्रभाव बदला जा सकता है। यह प्रभाव बदलना ही अन्तर्मुखता है। पर मन कभी भी विपरीत नहीं जाना चाहता। हज़ारों खूँटियाँ हैं, जो हमने ही बनायी हैं, सँभाल कर रखी हैं, वह इनसे उलझता जाता है। एक उखाड़ो, दूसरी उखाड़ो, उसे रोकने को एक न एक तो मिल ही जाती है।

हाँ, सकारात्मक सोच भी एक खूँटी है। नकारात्मक सोच भी एक खूँटी है। सत-असत, पाप-पुण्य, सच-झूठ, ये खूँटियाँ सहज और स्वाभाविक ही हैं। आप एक को उखाड़ दें, दूसरी पर टँक जाते हैं। दूसरी का अस्तित्व तो पहले से ही है। या तो दोनों ही रहेंगी या दोनों नहीं रहेंगी।

अत: जब आप सकारात्मक सोच की चर्चा करते हैं, तो आप नकारात्मक सोच से बच नहीं सकते। वह खूँटी भी अन्त:करण में रहेगी, भले ही छोटी हो जाये। हाँ, अनुकूल वातावरण पाकर, वह फिर से बड़ी होकर खड़ी हो जायेगी, यह प्राकृतिक विधान है।

इसी लिए हर आदर्श का पर्यवसान (अन्त)पाखण्ड में हो जाता है। क्यों कि आदर्श हमेशा यथार्थ की अवहेलना करके ही जन्मता है। तो फिर क्या किया जाये? हाँ, नकारात्मक सोच से सकारात्मक सोच बेहतर है और उससे बेहतर है, वर्तमान में रहना। वर्तमान में दोनों ही सोच और उनका दबाव अनुपस्थित है।

परन्तु जैसा हमने पहले विश्लेषित किया, वर्तमान में रहना सरलता से सम्भव नहीं हो पाता है। यह सत्य है कि वहाँ आत्म-विश्वास भी है, आत्म-सम्मान

भी है और आत्म-कृपा भी है। हम सब यह पाना चाहते हैं, अपने जीवन को बेहतर, बहुमूल्य और अपनी दृष्टि में सम्मानित देखना चाहते हैं। तो पहले अपने घर को देखना होगा। घर अव्यवस्थित है। हममें आत्म-विश्वास की कमी है। प्रतिकूल परिस्थितियों से हम भयभीत हो जाते हैं। उत्तेजित हो जाते हैं। साथ ही अविवेकपूर्ण कार्य भी कर जाते हैं। हमारी यही स्थिति है, तो हमें गम्भीरता से इस पर विचार करना होगा।

यह सब जो खूँटियाँ, हमने अन्तःकरण में मज़बूती से गाड़ रखी हैं। जहाँ मन के अटक जाने का ख़तरा हमेशा बना रहता है, मन का वहाँ चिपट जाना, उसकी आदत है... और हम निरन्तर चिन्तन से इन खूँटियों को और मज़बूत करते रहते हैं। हम कितना भी 'कर्म काण्ड' में समय व्यतीत करें, कितना भी अन्य उपायों से अपने दूर किसी काल्पनिक जगत की चर्चा कर भजन-कीर्तन करें, उससे कोई लाभ होने वाला नहीं है। इससे आप अपने वास्तविक स्वरूप से हट कर काल्पनिक दुनिया में भटकना शुरू कर देते हैं। गहरी समझ ही इन खूँटियों को उखाड़ने में सफल होती है। समझ ही पथ देती है, लगन आगे बढ़ाती है और वर्तमान में रहने के स्वभाव के बढ़ते ही खूँटियाँ स्वतः उखड़ने लग जाती हैं।

नकारात्मक सोच का प्रभाव

नकारात्मक सोच से हमारा पहला मुक़ाबला होता है। यह रात-दिन हमारे साथ रहता है। हम कोई भी कार्य करना चाहें, तो यह सबसे पहले आता है। यह हमारे जन्म के साथ, अपनी बुनावट साथ लाता है। फिर परिवार के संस्कार एवं शिक्षा उसे और मज़बूत करते हैं। यह हमारा और सबका निन्दक है, जो हमारे साथ रहता है।

हम कोई भी काम करना चाहें, यह पहले आता है, टोकता है। भय व असुरक्षा इसके हथियार हैं। इसके पास सूचनाओं का बहुत बड़ा संग्रह होता है। यह तत्काल सब अतीत की बातें याद दिला देता है। उत्साह को तुरन्त भंग कर देता है। यह चित्त में अच्छी बातें कभी उठने ही नहीं देता। इसके बारे में महाभारत में 'अश्वत्थामा' पात्र की चर्चा आती है। यह वही है, जिसका शीश 'भीम की गदा' से रक्त-रंजित है। शीश पर अहंकार भी होता है और विश्वास भी। यह आहत अहंकार है। दुख और तकलीफ़ में ही यह हमारा निन्दक निवास करता है। कहीं से ख़ुशी भी आ जाये, तो यह दुख के बीज तलाश करता फिरता है।

उस दिन पड़ोसी के घर जाना हुआ। उनके यहाँ मेहमान आये हुए थे। भोजन का आमन्त्रण था। बाहर तक ख़ुशबू आ रही थी। वे बाहर ही बैठे थे। स्वागत किया। बोले- 'बाहर ही बैठ लेते हैं'। मैंने कहा- 'भीतर चलते हैं... अन्य मेहमान भी हैं'। वे बोले- 'पत्नी के रिश्तेदार हैं, उनकी ख़ातिर हो रही है'।

मैं अवाक रह गया। वे बाहर बरामदे में अकेले नहीं बैठे थे। उनका निन्दक भी उनके साथ था। भोजन वहाँ सचमुच स्वादिष्ट बना था, पर उनका चेहरा जो तना, वह कोमल नहीं हो पाया, उस निन्दक ने उन्हें इस स्वाद-ग्रहण से दूर ही रखा।

रास्ते में मैंने, अपने भीतर के इस आलोचक से कहा- 'तुमने भी मुझे बहुत दुख दिया है...'। अपने इस निन्दक से यह मेरी पहली और गहरी मुलाक़ात थी। मैं जब भी, जहाँ भी बैठता, ...किताब पढ़ता, ...दफ़्तर में पत्रावली देखता, ...वह चुपचाप चला आता। ऐसा धक्का अचानक आकर देता कि पता ही नहीं चलता, मैं न जाने कहाँ से कहाँ चला जाता। लगता मुझसे अधिक न तो कोई दुखी है, न ही कष्ट में है तथा जो भी मेरे परिचित हैं, सब मेरा शोषण करने के लिए ही हैं।

वह हमेशा अपने बचाव की मुद्रा में रहता। उसकी भाषा अन्य के प्रति आक्रामक थी। मेरे स्वयं के प्रति भी उपेक्षित रहती। जब भी उत्साह जागता, वह उदासीनता की लहर ले आता। वह मेरी अतीत की ग़लतियों का पूरा ब्यौरा मुझे दे जाता। एक अनाकांक्षित भय व्याप्त हो जाता। एक के बाद दूसरी दुखदायी स्मृतियाँ, जिन्हें मैं भूलना चाहता था, वह आकर याद दिला जाता। जिनसे भी बाहर बात करता, ...मैं पुरानी बातों को दोहराता। लोग मुझे सहन करते, ...बर्दाश्त करते, ...पर वह मुझे हमेशा अपने आपको न्यायोचित ठहराते हुए, मुझे ही आत्महीनता की दलदल में ढकेल आता।

मैं उस दिन कार्यालय में बैठा था। बाहर खिड़की से जाती हुई नयी कार दिखी। ए.सी. कार थी। देखा, मेरा मित्र ही लेकर इधर आ रहा है। उसके आने से पहले ही मेरा निन्दक आ गया। वह मुझे बहाकर ले गया। पर हम दोनों मित्रों ने साथ-साथ नौकरी बहुत की थी। अचानक स्मृतियों का पिटारा खुल गया। वह ढूँढ़-ढूँढ़ कर, उन घटनाओं को याद दिलाता रहा, जिन पर मेरे मित्र के द्वारा मुझे कष्ट पहुँचाने का ब्यौरा अंकित था।

अचानक लगा, लहरें उठ रही हैं, उठती जा रही हैं, मैं तिनके-सा उड़ रहा हूँ, मेरी आँखें बन्द होने लगीं, ...मेरी गर्दन पीछे की सीट पर टिक गयी, ...तभी मेरा हाथ घण्टी पर चला गया, ...हाथ हटा ही नहीं, ...घण्टी बजती रही, ...'क्या हुआ, साहब!' ...आवाज़ आयी। 'पानी...'! –मैं बोला। तब तक मेरा पी.ए. भी आ गया था। बोला – 'साहब तबीयत तो ठीक है?' मुझे तब ध्यान आया, ...हाँ, हाँ, मैं लौट आया था।

तब जाना, ...वह बहुत ही शक्तिशाली है। उसका अपना अस्तित्व है, जिसे मैंने ही अपने चिन्तन से खड़ा किया है। बार-बार चिन्तन से वह आदर पाकर मज़बूत होता जाता है। हम उसकी बात सुनते भी हैं और अमल में भी लाते हैं। क्या उसके इस जाल से, दबाव से मुक्त हुआ जा सकता है? यही प्रश्न मेरे सामने उपस्थित था। मेरे सामने यही सवाल आ खड़ा हुआ था कि मैं उसकी बात सुनता ही क्यों हूँ?

बचने का उपाय

महात्मा गाँधी ने 'असहयोग' आन्दोलन चलाया था। मुझे 'असहयोग' शब्द प्रीतिकर लगा। वह आता, ...बैठा रहता, ...बुदबुदाता, ...कुछ कहना चाहता, ...पर मैं उसकी ओर ध्यान नहीं देता। उसकी ओर ध्यान देना, खूँटी का सहारा लेना है। खूँटी का सहारा लेते ही वह ताक़तवर होकर फैल जाता है। मैंने इस अस्त्र (असहयोग) का प्रयोग करना सीखा। उसके साथ सहयोग करना बन्द कर दिया। तब! जो भी क्रिया थी, वहीं अधिक से अधिक रहने का अभ्यास रखना, उसे बढ़ाने का प्रयास किया। मन को वहीं रखा जाये यही प्रयास रहा।

पर हाँ, हम उसे पहचानेंगे ही नहीं, ...तब फिर हम न तो उसके प्रभाव को छोड़ सकते हैं, न ही हम नकारात्मक सोच से बाहर आ सकते हैं। उसकी पहचान हमें ही करनी है। नकारात्मक सोच, उसकी पहली पहचान है। यह जहाँ हमें असफलता का भय, अपयश, असुरक्षा, तनाव, अपराध-बोध, पाप ग्रन्थि, अस्वीकृति का भय आदि की ओर ले जाती है, वहीं यह निन्दक, सकारात्मक सोच के रूप में सही होने का भ्रम भी पैदा कर देता है, ये सभी खूँटियाँ हैं, जो हमें वर्तमान में नहीं रहने देती हैं। हमारा जो आलोचक 'सोच' के रूप में हमारे साथ निरन्तर रहता है, उसके ही ये दोनों रूप हैं। सकारात्मक सोच, नकारात्मक

सोच से बेहतर है, सुख-शान्ति की ओर ले जाने में सहायक है, परन्तु जैसा 'गीता' में कहा है - 'इस स्थिति को पाकर जो विमोहित नहीं होता है...', यहाँ विमोहित होने की सम्भावना अचानक बढ़ जाती है। आत्म-सम्मोहन, आत्म-विश्वास नहीं है। और जहाँ आत्म-विश्वास नहीं है, वहाँ आत्म-सम्मान भी नहीं है।

'सोच' ही वह खूँटी है, जो निन्दक को निरन्तर पोषाहार देती रहती है। चलिए- कुछ प्रयोग कर के देखें:

उस दिन घर में घुसा ही था कि लगा, अन्दर कोई है। ज़ोर-ज़ोर से बातें हो रहीं थीं, आवाज़ें बाहर आ रही थीं। देखा, पड़ोसी शान्ति जी हैं। भीतर हलचल हुई। यह वही औरत है, जो उस दिन बाज़ार में किसी अन्य पुरुष के साथ थी, ...कौन था वह इसका? छाती पर हाथ रखा, चेहरा तनता-तनता रुका, अचानक मुस्कराहट आ गयी। लहर जो उठी थी, अचानक बिखर गयी।

'नमस्कार,' वे बोलीं। मैं अपने कमरे में अटैची रखने चला गया।

चाय आ गयी थी। तभी आते ही लहर फिर आयी, निन्दक होठों पर आकर बैठ गया, ...मैंने उसे देखा, ...वह बन्दर की तरह झपट्टा मारने को था। मैं उसकी ओर देखता रहा...'। मैंने उसके साथ असहयोग किया और पूरा ध्यान उस पर लगा दिया। अजीब-सी मेरी हालत थी। पत्नी ने पूछा- 'क्या सोच रहे हो?' 'कुछ नहीं...' -मैं बोला। तभी ध्यान सामने गया। सामने मेज़ पर कुछ सामान रखा था।

'यह क्या है?' -मैं बोला।

'तुम्हारा ध्यान तो कहीं और है। यह सामान भैया ने भेजा है, नागपुर से। शान्ति जी नागपुर गयी हुई थीं, कल ही लौटी हैं। इनके भाई भी आये हुए हैं, मिलने आयेंगे, कह रही थीं।'

'अच्छा', ...अचानक मैं लौट आया। निन्दक भी तब तक आ-जा चुका था।

तब लगा, निन्दक की पहचान, सबसे बड़ी पहचान है। वह 'विवेक' नहीं है। भुक्त-अभुक्त, दमित, आहत वासनाओं की स्मृति-सरिता है। हाँ, जब भी हम किसी से मिलें, जो पूर्वाग्रह हमने पाल रखे हैं, उनको सतह पर आने से रोकें, उनके प्रवाह में न बहें। भाषा के स्तर पर तो न आने दें। भाषा के स्तर पर आते ही निन्दक जीत जाता है। वह अपने दर्प से मदमाता है और आप बाद में पछताते रह जाते हैं।

उस परिस्थिति विशेष में अपने आपको सहज रख पाना ही साध्य है। तूफ़ान तो आ रहा है, पर आपको उखड़ना नहीं है। बहाव है, पर आपको बहना नहीं है। हाँ, मन में विचार के उठते ही निगाह रखें, क्या इस विचार का आना प्रासंगिक है?... उचित है?... अगर उत्तर 'नहीं' में आता है, तो तुरन्त हटा दें। मनोराज्य में भटकने की जो आदत है, उसे रोकें। यहाँ जितना सतर्क रह सकें, रहना है।

रात को जब बिस्तर पर जायें, एक बार अपने द्वारा किये गये कार्यों का विवेचन करें। उन्हें दोहरायें। किये हुए का लेखा-जोखा लें। कितनी बार यह अतिथि आया था? क्या-क्या कह रहा था? इसकी सोच, इसका आईना, इसका दबाव कितना उचित था, कितना अनुचित? अध्ययन करें। स्मृति ही उसका आधार है। वहाँ मात्र अन्धकार है। गहरी समझ जब जागृत होगी, तब हम अपनी इस कमज़ोरी से दूर आ सकते हैं। यह समझ ही वह पथ है, जो शान्ति की ओर जाती है। और तब स्वत: जिस निन्दक को आप बहुमूल्य मान कर चल रहे थे, उसकी निस्सारता का बोध आपको होने लगेगा। तभी विवेक जगता है।

विवेक वह है, जिसकी पहचान सबको है। जो हमेशा हमें 'सही रास्ते' की ओर ले जाता है। तभी आप अपने भीतर उस आत्म-विश्वास को पाने में समर्थ हो पाते हैं, जिसे आप चाहते हैं। इस निन्दक वृत्ति को अपनी शक्ति बनाते हुए, किस प्रकार से इसकी इस नकारात्मकता को आत्म-विश्वास में बदला जा सकता है? यही हमारी सफलता का आधार है।

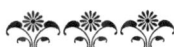

❁❁❁❁

3

पूर्वाग्रह ठीक नहीं

हमारा यह जो मन है, जहाँ भी जाता है, कुछ न कुछ वह निरन्तर वहाँ से संचित कर लाता है। उसकी यह क्रिया निरन्तर चलती रहती है। उसका ही एक स्वभाव वह नकारात्मकता है, जहाँ हर प्रकार का निषेध रहता है।

वह कहाँ रहता है? कब अचानक आकर हम पर हमला कर, आँधी की तरह हमें उड़ा कर ले जाता है, हमें पता ही नहीं रहता। एक रंग-सा आँखों पर छा जाता है। हम उसी के रंग में देखने लग जाते हैं। हमारा देखना भी प्रदूषित हो जाता है। जो दिख रहा है, वह हम नहीं देखते हैं, परन्तु जो हम देखना जिस तरह से चाहते हैं, वही देखते रहते हैं। फिर हम कहते हैं- 'हमें धोखा हो गया ...कोई हमें धोखा देकर चला गया'।

सही देखना

पर, अगर हमारा दर्शन ही अप्रदूषित होने लग जाये, तो फिर हमसे ग़लती नहीं होती है। पर क्या ऐसा होना सम्भव है?

पाकिस्तान के राष्ट्रपति आगरा आये थे। बड़े-बड़े पत्रकार उनसे हुई प्रेस-वार्ता में शामिल थे। वे उनकी 'शारीरिक भाषा' का रसास्वादन बेहद ही मनोहारी भाषा में कर रहे थे। वहाँ जो दिख रहा था, वे वह नहीं देख पा रहे थे, पर जो वह देखना चाह रहे थे, उसे उस रूप में प्रस्तुत कर रहे थे। उस घटना के बीत जाने के बाद अगर उन परिस्थितियों का विश्लेषण किया जाये, तो इस तथ्य व सत्य से आप परिचित हो सकते हैं। यह ग़लती मानवीय भूल नहीं है, वरन अहमन्यता

की ज़मीन पर उपजा दर्प का कैक्टस (एक कँटीला पौधा) होता है।

इसीलिए दर्शन हमेशा अप्रदूषित होना चाहिए। बिना किसी आग्रह-दुराग्रह से होना चाहिए। न तो आप इसे न्यायोचित ठहरायें, न आप इससे भयभीत हों, न लोभ में आयें। चाहे बाहर की घटना हो या आपके भीतर आपके मनोभावों या सपनों का चित्रण हो। आपको 'दर्शन' को प्रामाणिकता देनी ही होगी। जो देखा जाये वह अप्रदूषित हो। जो जैसा दिख रहा हो वैसा ही हो।इससे क्या होगा?

आप अपने इस आलोचक को, जो मन का ही हिस्सा है, उसे देख पाने में सफल होगें।

मन ही मन को देखता है

जब दर्शन 'शुद्ध' होता है, तब देखने वाला और दृश्य, जो दिखायी पड़ रहा है, तीनों पास आ जाते हैं। तीनों का जब एकीकरण हो जाता है, तब मात्र दृश्य ही रह जाता है। यही ध्यान की विधि है। ध्यान एक तकनीक है, जिसके माध्यम से हम अपने तनावों को कम करते हुए शान्ति व सृजनात्मकता को पा सकते हैं।

जब आपका 'अवलोकन' शुद्ध होने लगता है, ...अवलोकन अर्थात् मात्र देखना, तब आप अपने इस भीतर के दबाव को, जिसे हमने अपना आलोचक कहा है, जो मन का ही नकारात्मक रूप है, उसे देखने में आप समर्थ होने लगते हैं। उसे आप पहचानने लगते हैं।

अभी तक आप उसे अपनी अन्तरात्मा की आवाज़ कह कर, सन्तुष्ट हो रहे थे, ...आत्मा की आवाज़ विवेक है, ...तथा आपके इस बाह्य मन की आवाज़ यह आपका निन्दक है, जो निरन्तर विचारणा की तरंगों पर चढ़ कर आपके पास आता है। आपका पीछा ही नहीं छोड़ता। आप नहाते हैं, वह आपके पास खड़ा रहता है। आप खाना खाते हैं, वह पास बैठा अपनी राय देता रहता है। लगता है, आप देहधारी जीव हैं, वह आपका अदृश्य मालिक है। आप नाचते हैं, वह आपको नचाता है। वह बुदबुदाता है, आपके होठ हिलते हैं, फिर आप बोलते हैं। उसका हट जाना ही, अप्रसांगिक हो जाना ही, स्वास्थ्य का लक्षण है। 'स्वस्थ' शब्द बना है, जो 'स्व' में स्थित है। जो 'स्व' में स्थित रहता है, वहाँ इस बाह्य का नियन्त्रण नहीं रहता है।

प्रदूषित मन की पहचान

इसीलिए हम स्वयं अपने इस दुश्मन की पहचान सरलता से कर सकते हैं–

1. हम उसे सुनते हैं, ...उसे पहचानते हैं।

2. हम उसका आदर करते हैं।

3. हम उसके साथ बात करते रहते हैं। एक छोर पर वह होता है। वह सवाल करता है। हम उत्तर देते हैं या हम सवाल करते हैं, वह उत्तर देता है। वह तार्किक है।

4. हमारी स्मृति का अगाध भण्डार उसका सहायक है। उसके औज़ार बहुत ही तीक्ष्ण एवं मादक हैं।

इस दुश्मन की पहचान हो, और हम इसे पहचानने में सफल हो सकें, यही अभ्यास है।

हमारा यह आलोचक, जो हमारे ही मन का हिस्सा है, यह सारे संसार से निरन्तर जुड़ा रहता है। चिन्तन ही इसका भोजन है। यह वहीं से ही पोषण पाता है। आप निरन्तर जिससे बात करते हैं, वह यही है। 'आन्तरिक संवाद' भीतर ही भीतर अपने आपसे बातें करते रहना, आपकी आदत हो गयी है। कोई पूछता है, 'क्या सोच रहे हो?' हम कहते हैं, 'कुछ नहीं'। पर होता क्या है, उसके आते ही हमारा चेहरा तन जाता है, भौंहें चढ़ जाती हैं, गाल ऊपर चढ़ जाते हैं, होठ बुदबुदाते रहते हैं। वह हमारा मालिक हो जाता है। उसके आते ही, हमारी ग्रन्थियाँ भी उससे प्रभावित हो जाती हैं। वे रक्त में अपना 'स्राव' छोड़ देती हैं। उत्तेजना आ जाती है। हम तनाव में चले जाते हैं। तनाव में जाते ही हम वर्तमान से भटक जाते हैं। तनाव बढ़ते ही, फिर ग्रन्थियों से और 'स्राव' आता है, फिर तनाव बढ़ जाता है। यह एक क्रम है, जो निरन्तर प्रभावी है।

इसका जनक हमारा वही 'निन्दक' है। उसका आदर होते ही, हम उसके द्वारा दिखाये गये मनोजाल में भटक जाते हैं। वह नचाता है। अतः उसकी वास्तविक पहचान जब हमें होगी, तब हम उससे बचकर अपनी शक्ति को बढ़ाने का प्रयास कर पायेंगे।

चलिए, आप फिर भी उसे नहीं पहचान पाये हैं तो मैं बताता हूँ-, मैं कमरे में बैठा अपना ज़रूरी कार्य कर रहा था। तभी देखा अचानक किवाड़ खुला और मेरे मित्र शर्मा जी अन्दर आये-

'कहो! क्या हो रहा है?'

'अरे आप! आओ, आओ!' -मैं उनके सम्मान में खड़ा हुआ। तब तक हाथ मिलाते ही, वह भी (आलोचक मन) आ गया।

वह आज कैसी बातें कर रहा है-

'इसी (शर्मा) ने ही तो मुझे यहाँ भिजवाया है। देखने आया है कि कैसे रह रहा हूँ?'

चेहरे पर आयी मुस्कराहट अचानक छितर गयी। सम्मान मिलते ही वह अधिनायक की तरह आ गया। चाय भी आयी ...बातें भी होती रहीं। पर वह (आलोचक मन) भी बीच-बीच में अपनी राय देता रहा-

'...बच कर रहना ...आदमी खतरनाक है।' उसने दस मिनट भी सहज नहीं रहने दिया।

शर्मा जी के जाते ही, वह (आलोचक मन) भी चला गया। वह मुझे सचेत करने आया था या अपनी संगत देने? पता लगा, हम कहाँ अकेले रहते हैं? हमारे अकेलेपन में वह अपनी स्मृतियों, अवधारणाओं के संग्रहालय साथ ले आता है।

होता क्या है? ...सामने कोई भी आया ...वस्तु आयी, ...व्यक्ति आया, हम तत्काल अपनी प्रतिक्रिया दे देते हैं। वह तो ऐसा है। हमारे मित्र थे 'लालसाहब', उनका तकियाकलाम था- 'मुझे मालूम है'। उनसे कोई भी कुछ कहता, वे एक ही उत्तर देते, 'मुझे मालूम है।'

एक बार एक मित्र ने कहा- 'कक्षा में एक छात्र आया था, उसकी पैण्ट के नीचे से पूँछ-सी कुछ निकल रही थी, शायद उसके पूँछ हो'।

उन्होंने सुना कुछ नहीं, बोले, 'मुझे मालूम है'।

पूर्व धारणाओं को हटायें

यह जो है, यह वास्तविक रूप से अभिशाप है। हमने हर वस्तु, व्यक्ति, जाति,

समाज के प्रति पूर्व धारणा रख रखी है। हमारी सारी सूचनाएँ, जिन पर हम अपना निर्णय स्थापित करते हैं, हमारी पूर्व धारणाएँ ही हैं।

हम जो भी व्यक्ति, जिसे हमने पहले देखा भी नहीं हैं, अगर उससे मिलते हैं, तो सबसे पहले भीतर से पूर्वाग्रह सामने आता है, यही अवधारणा है।

उस समय आप सजग रहें। आपने इस बारे में कभी कोई मान्यता रखी ही नहीं थी। आप जो भी उत्तर या नामांकन या चित्रांकन जो आपका आलोचक मन इस समय कर रहा है, उसे शान्त होकर देखें, उसके साथ बहें नहीं। आप पायेंगे, इस समय अगर आप सजग रहे, तो आपके भीतर भी अवलोकन शक्ति जहाँ बढ़ेगी, वहीं आपका यह आलोचक स्वतः बिखर जायेगा, उसे संग्रह करने की शक्ति नहीं मिलेगी। अगर व्यक्ति आपके पास से चला भी गया, तो फिर आपकी स्मृति में उसका दंश भी नहीं होगा। क्योंकि स्मृति में दंश, बार-बार चिन्तन से होता है। पूर्व धारणा रखते ही, स्मृति की संग्रह करने की क्षमता बढ़ जाती है।

फिर स्वतः जो दर्शन की उपमा दी जाती है, उसके सामने जो आया, चित्र बना, बह गया, चित्र मिट गया, यह स्थिति आने लग जाती है।

अभ्यास करें

आप उस परिस्थिति में हैं, जहाँ आपकी आलोचना हो रही है। आप शान्त हैं, आपको लगता है, जो कहा जा रहा है, सत्य के नज़दीक है, आपकी ही कोई भूल है। तो अपनी भूल को स्वीकार करना लाभदायक है। क्योंकि की गयी भूल की स्वीकारोक्ति जब अन्तःकरण से होती है, तो दोबारा भूल करने की आदत कम हो जाती है। जब आप अपने आपको न्यायोचित नहीं ठहराते हैं, तब भीतर के आलोचक को निरन्तर बुदबुदाने से आप बचा लेते हैं। उसकी गति का कम होना ही, आपकी शक्ति का बढ़ना है।

हाँ, जब आपने ग़लती की और आपने उसे स्वीकार कर लिया, तब एक सम्भावना बनती है, वह है बार-बार उस घटना के बारे में सोच कर अपने आपको तकलीफ देने की। आरोपित करने की प्रक्रिया पर तब रोक लग जाती है। पर अगर आपने अपनी ग़लती को स्वीकार नहीं की तथा अपने आपको तर्क के आधार पर न्यायोचित ठहराने का प्रयास किया, तो आपका यह आलोचक, जो

यहाँ आपको बचाव की भाषा दे रहा है, वही एकान्त में आपकी निन्दा करेगा, आपको नीचा दिखायेगा। लेकिन आत्म-भर्त्सना से अधिक त्रासद और कोई स्थिति नहीं होती है। इन दोनों ही स्थितियों में हम अपने 'आत्म-परिष्कार' का प्रयोग कर सकते हैं। सिद्धान्त एक ही है, मन की गति मन की शक्तिहीनता है, मन की गति का कम होना, उसकी शक्ति का बढ़ना है।

एक और स्थिति आती है, जब आपका अपने इस आलोचक से निरन्तर संवाद होता रहता है। पूर्व की भूलों तथा दूसरों के द्वारा किये गये अभद्र व्यवहार की जो छाप आपके इस निन्दक के पास सुशोभित हैं, उसका ज़रा-सी उत्तेजना पाते ही, संग्रह को यह निन्दक खोल देता है। तब तूफ़ान-सा आ जाता है। 'उच्च रक्तचाप' तनाव का यही कारण है। शारीरिक थकान तथा मानसिक तनाव दोनों अलग-अलग तो हैं, पर एक-दूसरे के पूरक भी हैं। यह तनाव, इसी 'निन्दक' के अत्यधिक संवेदनशील हो जाने से होता है। अवधारणा तथा स्मृतियाँ इसके संरक्षक हैं। ये दोनों ही इसे पोषण देते हैं। आप इस स्थिति से भलीभाँति परिचित हैं। यही अवस्था हमारे भीतर तनाव की जनक है।

सतर्कता एक उपाय

हाँ, आज से ही आप इन परिस्थितियों में प्रयोगशील रह सकते हैं। अपने इस 'आलोचक' पर आप निगाह रख सकते हैं। बन्दर को देखा है? आपके पास कोई वस्तु रखी है, वह उसे उठाना चाहता है, तो वह पहले आपको ही देखेगा, आपकी आँखों को देखेगा। अगर आपने अपनी निगाह नहीं हटायी, सतर्क रहे, तो वह चल देगा अन्यथा पलक झपकते ही वह वस्तु को लेकर चल देगा।

आपके 'निन्दक' की चपलता, इस बन्दर के समान ही है। आपको इस पर निगाह रखनी है। जब भी भीतर से लहर आये, वह आकर अस्तित्व से टकरा कर, आपके मनोजगत पर नियन्त्रण कर, बुद्धि का हरण कर ले जाये, आप सतर्क हो जायें, उसे देखें, उसका असहयोग होते ही वह भीतर टकरा कर लौट जायेगी।

मन भी सरोवर है। सागर तट पर सारी गन्दगी ले आता है। यह निन्दक बाहर ही भटकता रहता है। इसका यह असहयोग बढ़ने लगता है, तब धीरे-धीरे हम शान्त मन की तरफ़ बढ़ना शुरू कर सकते हैं।

हाँ, दूसरा प्रयोग जो यहाँ हम कर सकते हैं आलोचना के समय सतर्क रहें। यहाँ वाणी का प्रयोग सारगर्भित है। वाणी के द्वारा यह 'निन्दक' दो ही कार्य करता है, या तो 'आत्म-प्रशंसा' करता है या पर-निन्दा में डूबा रहता है। यह उसका स्वभाव है।

पहला प्रयोग, हम 'पर-निन्दा' की स्थिति में कर सकते हैं। जो अनुपस्थित है, जो हमारे बीच में नहीं है, उसकी चर्चा होने पर हम उसकी निन्दा नहीं करेंगे। यह बात आपके 'निन्दक' को पसन्द नहीं आयेगी, पर हाँ! अपने आलोचक से मुक्ति पाने के लिए यही पहला उपाय है। बाहर की जो आदत हो गयी है, वह निरन्तर खुजली को खुजलाने जैसी है। हम अपनी ही खाल रगड़ते हैं और सुख पाते हैं।

हमें जो निन्दा-रस मिलता है, वही बाद में हमारे लिए घातक हो जाता है। यही निन्दक बाद में, हमें आत्म-विश्वासी नहीं बनने देता। हमारा स्वाभिमान खो देता है, हमें आत्म-विश्वास से वंचित कर देता है।

अगर हम अपने भीतर के इस अपने छद्म वेश में छिपे मित्र को, जो हमारा अहित ही कर रहा है, उसे, उसके मूल स्वभाव को जान कर, उसे शक्तिहीन करना चाहते हैं, तो हमें इसके लिए प्रयास करना होगा। गहरी समझ ही हमारा मार्गदर्शन करेगी और हमें स्वत: प्रेरणा मिलेगी कि हमें अब सही दिशा में चलना है।

हम अब यह भलीभाँति समझ पाये हैं कि स्मृति ही गहरा अन्धकार है। अतीत में हमेशा झाँकते रहना व्यर्थ है। प्रकाश मात्र वर्तमान है।

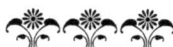

❀❀❀

4

संवेगों से सजग रहें

कभी गोरखनाथ ने कहा था—

सदा सुचेत रहे दिन रात, सो दरवेश अलख की जात।

'तीनों कालों में जो सचेत है, जागरूक है, वह दरवेश की ज़ाति का है'।

हाँ, यह असम्भव है, यह तो नहीं कहा जा सकता है, पर कठिन अवश्य है। पर हाँ, हम सतर्कता की ओर बढ़ने के लिए प्रयास अवश्य कर सकते हैं। जब भी आपको लगे कि आप अचानक विचारणा के दबाव में आ गये हैं, अचानक आपका नकारात्मक मन जगा है और उसने आप पर हमला कर दिया है।

आप बैठे हुए पत्नी से वार्तालाप कर रहे हैं। तभी चर्चा बैंगलूर वाले चाचा जी की आयी है और अचानक आपका चेहरा तन गया है। आपको तीन साल पुरानी वह बात याद आ गयी है, जब आप उनके घर गये थे। अचानक आप यहाँ होते हुए भी यहाँ से उड़ गये और वहाँ चले गये। यह अवस्था बहुत ही सामान्य है। आपका चेहरा तन गया है, आप होठों ही होठों में बोलने लग गये हैं। पत्नी पूछ रही है– 'क्या बात हो गयी?' आप झल्ला उठते हैं। यह पहली पहचान है।

संवेग का आदर न करें

आप इस संवेग का आदर न करें। उसके हमला होते ही, उसके आगमन को पहचान लें। जब आँधी आने को होती है, तब पहले हवा बन्द हो जाती है, पक्षी आकाश से नीचे उतरने लगते हैं, इसी प्रकार इस निन्दक के हमले की भी पहचान होने लगती है।

तब आप अपनी श्वास पर ध्यान को ले आयें। सभी साधना-पद्धतियों में श्वास-नियन्त्रण पर बल दिया गया है। बौद्धों की 'विपश्यना' तथा जैनधर्म की 'प्रेक्षा ध्यान' सहायक हैं। उसी क्षण आप अपनी श्वास पर ध्यान दें? ...गहरी साँस लें, ...श्वास पर मन को ले आयें। श्वास नथुनों के भीतर ही है, ...भीतर आ रही है, ...उसका स्पर्श आपने अनुभव किया, ...वह पेट तक पहुँची है, ...वहाँ रुकें, ...फिर धीरे-धीरे उसे बाहर जाने दें। हर स्थिति पर साक्षी रहें। आप उसके होने वाले हमले की तीव्रता से बच पायेंगे।

यह हम पहले ही विवेचित कर आये हैं कि हमारा यह निन्दक किस प्रकार हमारा अहित करता है तथा हमारी सृजनात्मकता को भी सोख लेता है। अपने श्वास पर नियन्त्रण, कम से कम दो मिनट रखें। आपका मन उस धक्के से बाहर निकल पायेगा। वह संवेग जो अचानक भीतर से उठा था, आपको बहाकर ले जाने में समर्थ नहीं हो सकेगा। तुरन्त होने वाली शाब्दिक प्रतिक्रिया से बचें।

आप जिस मुद्रा में हैं, उसे बदल दें।

आप बैठे हुए अख़बार पढ़ रहे थे। अख़बार पढ़कर ही आप अचानक चिन्तित हो गये। पड़ोस में हुई चोरी ने आपका ध्यान खींच लिया। आपको लगा, आपके यहाँ भी चोरी हो सकती है और हो गयी तो क्या होगा? चाय आगे ठण्डी हो रही है, अख़बार सामने पड़ा है। आप अब तक अपने 'मनो राज्य' में पुलिस थाने भी जा चुके हैं, वहाँ थानेदार की अभद्रता आपको छू गयी है...।

आपका चेहरा तन गया है, गर्दन अकड़ गयी है। कुछ देर बाद आप लौटते हैं। आप पाते हैं, आप तो यहीं थे। आर्थराइटिस, स्पोण्डलाइटिस आदि जो वात व्याधियाँ हैं, इसी मन:स्थिति की उपज हैं।

संवेग से बचने का उपाय

तनाव जब एक ही मुद्रा में रहने से बना रहता है, तब वह उस 'मुद्रा' में जो आंगिक स्थिति होती है, उसको प्रभावित कर जाता है। उचित होगा, आप मुद्रा बदलें। दफ़्तर में जिस कुर्सी पर बैठकर आप फ़ाइल निकालते हैं, वहाँ अधिकारिता है, पर अगर आप कुछ समय सोफ़े पर या सामने पड़ी कुर्सी पर आकर बैठ जायें तथा उसी काम को करें, तो आप पायेंगे कि आपके कार्य करने की शैली में

परिवर्तन आ गया है। दफ़्तर की कुर्सी पर अधिक देर तक अकड़ कर बैठने से गर्दन में खिंचाव आ जाता है। तनाव मानसिक होता है, यह खिंचाव शारीरिक होता है। हाँ, 'मुद्रा' बदलने से 'तनाव' की स्थिति में बदलाव आता है। इससे खिंचाव भी कम हो जाता है।

हाँ, थोड़ी-थोड़ी देर के लिए उसी कुर्सी पर पाँव फैला कर आराम भी करते रहना चाहिए। एड़ी को दूर तक ले जायें, अँगुलियों को सिकोड़ें, दो-तीन बार दोनों पाँवों के पंजों में यह हरकत करें। इससे आप पायेंगे, आपकी सतर्कता बढ़ रही है। इसी प्रकार, दोनों हाथों की अँगुलियों के साथ भी यह व्यायाम करते रहना चाहिए। आप निरन्तर जिस विचारणा के दबाव में हैं, वह इस छोटी-सी कसरत से टूट जाता है। आप वर्तमान में आ जाते हैं। इन्द्रिय और मन का सीधा सम्बन्ध जुड़ जाता है।

विश्राम, कार्यावधि में करते रहना चाहिए। आराम शरीर करता है। विश्राम, मन की स्थिति है। यहाँ मन को कुछ देर के लिए निर्विचारता में लाने का अभ्यास रहना चाहिए। कुछ क्षण के लिए कार्य की सक्रियता से बाहर आ जायें तथा श्वास का सहारा लें। धीरे-धीरे गहरी साँस भीतर आ रही है, ...रुक रही है, ...बाहर जा रही है। पाँच बार इस पूरे चक्र के साथ आप बस रहें। मन साँस के साथ ही रहे। इधर-उधर न जाने दें। फिर अपने कार्य पर आ जायें। आपका नकारात्मक मन, आपका 'निन्दक', जो आपकी शक्ति को कम कर रहा था, वह अपना प्रभाव खोने लगेगा, और इससे आपकी शक्ति बढ़ने लगेगी।

मानसिक जगत का अवलोकन

सुबह और रात

सुबह जगने के साथ ही, रात सोने से पहले, अपने मानसिक जगत का अवलोकन आवश्यक क़दम है। हम रात-दिन क्या सोचते रहते हैं? हमारी सोचने की प्रक्रिया किस प्रकार की है? हम मनोराज्य में ही विचरण क्यों करते रहते हैं? इस पर गम्भीरता से विचार होना चाहिए।

रात को नींद ली या नींद नहीं आयी। सपने आते रहे, जब नींद खुले, एकदम बिस्तर से नीचे नहीं उतरें लेटे रहें। कुछ देर के लिए जो विचार उठ रहे हैं, उन्हें

देखने का प्रयास करें, वे आपही तो हैं। रात के स्वप्न और जागृति की यह सन्धि-वेला है। यह जो आपकी नकारात्मकता है, यह इस समय सबसे अधिक सक्रिय होती है।

शान्ति से अपने विचारों को देखें। उन्हें देख कर घबरायें नहीं, न ही उनकी निन्दा करें, मात्र एक मुस्कराहट उन्हें दें। अच्छा यह है आपको सतह पर आये क़दम की पहचान हो जायेगी, ...पहचान होते ही जो पहचानकर्ता है, ...वह जग उठेगा। वही तो सतर्कता है, ...वह इस प्रवाह को प्रभावित करने की क्षमता को बढ़ने नहीं देगी।

रात सोते समय, बिस्तर पर जाने के बाद, कुछ क्षण के लिए अपनी इस विचारधारा को उसी तटस्थ भाव से देखें। भले ही नींद आ जाये, इस सन्धि-वेला में जो यह 'निन्दक' है, चिन्तन का रस नहीं ले पायेगा, इसकी मज़बूती कम होने लगेगी।

ध्यान मात्र यही रखना है कि आपको इस प्रवाह के साथ बहना नहीं है। मात्र तटस्थता रखनी है। अच्छे प्रवाह में 'रमण' नहीं करना है, 'बुरे' से घबराना नहीं है। उसे उसके मूल रूप में ही देखना है। जितना यह अवलोकन शुद्ध होता जाता है, उतनी ही आपकी सतर्कता बढ़ती जाती है। जितनी सतर्कता बढ़ती जाती है, उतना ही आपका यह नकारात्मक मन 'शक्तिहीन' होता जाता है।

साधारणतया, धार्मिक व आध्यात्मिक मार्ग पर चलने वाले साधकों को, उनके अनुशासन में बलपूर्वक इस निन्दक को हटाने की सलाह दी जाती है। यह एक उचित प्रक्रिया नहीं है। हमारा मन अत्यधिक शक्तिशाली है। यह उसी का एक हिस्सा है तथा यह निरन्तर हमारी विचारधारा, स्मृति व अवधारणा से सिंचित होता रहता है। अतः इसको हम बलपूर्वक दबा नहीं सकते हैं।

जितना हम इसे दबायेंगें, उतने ही अधिक बल से यह हम पर हमला करेगा। 'देवी भागवत' में 'रक्त-बीज' की कथा आती है। उसका संहार करने पर उसके हर 'रक्त-बीज' से एक असुर पैदा हो जाता था। उस राक्षस का संहार नहीं हो पा रहा था, तब 'देवी' ने उसका संहार अपनी 'जिह्वा' पर किया। यह एक प्रतीक है। हमारा यह 'निन्दक' भी जो हमारी ही मानसिक शक्ति से पैदा होता है, यह समाप्त नहीं किया जा सकता है।

वाक के चार प्रकार हैं – 'बैखरी', जो हम बोलते हैं। 'मध्यमा', जहाँ शब्द निर्मित होता है। 'पश्यन्ती', जहाँ मात्र तरंगें रहती हैं तथा 'परा', जहाँ से 'वाक' का उद्‌गम है। वाक मुख विवर से जन्मती है। अतः वाक का हमारी सतर्कता से गहरा सम्बन्ध है। जितनी सर्तकता हमारी बढ़ती जायेगी, उतनी ही यह नकारात्मक सोच कमज़ोर होती जायेगी। भाषा के स्तर पर पहली सतर्कता होती है। 'पर-निन्दा' तथा 'आत्म प्रशंसा' से बचते रहें।

इस 'मनोराज्य' के शासक 'नकारात्मक सोच' को हम बलपूर्वक नहीं हटा सकते हैं। प्रायः 'हठयोग' की साधना में शरीर को कष्ट पहुँचाने के प्रति यही आग्रह रहा है। कुछ साधनाओं में यही सिखाया जाता है। जब मन इस निन्दक के आघात से बह जाये, आप वर्तमान से हटकर चित्त की अशुद्धियों में चले जायें, तो इतना जप करें, इतने उपवास करें, आदि-आदि।

यह मानसिक प्रक्रिया है। शरीर के प्रति कितना भी दमन करें, मन इससे और अधिक कुण्ठित ही होता है तथा अवधारणाओं में पुष्ट होने से, यह निन्दक और अधिक मज़बूत होता जाता है। अतः इस अवस्था में दमनात्मक अतियों से बचना चाहिए। जितना आप बलपूर्वक इसे हटायेंगें, यह उतनी ही मज़बूती से अपने प्रभाव को बढ़ाने के उपाय तलाश करता रहेगा।

तो हम क्या करें? हमें अपने इस 'नकारात्मक मन' की पहचान है, हम इसके हमले के प्रति सचेत हैं, यह हमें कितना नुकसान पहुँचा गया है, यह जानते हैं। आगे अभी यह सक्रिय है, फिर हमें और क्या करना चाहिए? सच तो यह है कि हमारे पास इससे और भी अधिक शक्तिशाली मित्र है। वह हमारा विवेक है। हम अपने जीवन में उसका आदर नहीं करते हैं। प्राप्त सामर्थ्य का दुरुपयोग करते हैं।

तब यह नकारात्मक मन, 'बुद्धि चातुर्य' का हथियार लेकर, हमारी भूलों पर, उन्हें न्यायोचित ठहराते हुए अपनी प्रतिमा बना लेता है। यह भी हमारे मन का ही हिस्सा है। यह चिन्तन के रस से अपना पोषण पाता है तथा हमें पग-पग पर आहत करता रहता है। यह हमसे हमारा आत्म-सम्मान छीनता रहता है और हमारा आत्म-विश्वास चला जाता है।

तो हमें जीवन में प्राप्त 'विवेक' का आदर करना चाहिए। उसकी पहचान है। वह हमेशा सत्य पथ पर चलने का आग्रह करता है। 'सही' की पहचान उसके पास

है, पर उसकी कमज़ोरी है। वह एक बार ही इशारा करता है। उसे आदर दिया, वह आगे आ जाता है। अनादर हुआ, वह चुप हो जाता है। हाँ, विवेक जाग्रत होने के बाद, वह व्यक्ति के जीवन में मौलिक रूपान्तरण ले आता है।

आपसी संवाद बनाये रखें

हम अपने ही बारे में सोचते रहते हैं। हम क्या चाहते हैं, कभी सोचा ही नहीं। हमारे विचार क्या हैं, समझने का प्रयास ही नहीं किया। हम अपना ही साज़ अपने ही राग में बजाते रहे। 'तुम्हारी इच्छा है, सुनो या जाओ'। प्राय: रास्ते पर चलते-चलते हम अकेले ही रह जाते हैं। आत्महीनता की पहचान यहीं से होती है। जिन कारणों व मूल्यों को लेना चाहते हैं, अन्त में जब उनका खोखलापन पाते हैं, सामने दीवार-सी आ जाती है, तब हताशा उत्पन्न होती है। जीवन भर अपरिग्रह से रहे, सादगी रखी, ईमानदारी को मूल्य बनाया, पर जीवन के उतार में अचानक बह जाते हैं। लगता है कि जिन मूल्यों का पालन किया, वे बेकार गये, क्यों ?

संवादहीनता क्यों ?

प्राय: परिवार में बुज़ुर्ग अपनी शिकायतों के साथ पाये जायेंगे। जिन बच्चों के लिए अपना जीवन लगा दिया, उन्हें कैरियर दिया, सम्मानित जीवन जीने का आधार दिया, अब वे जब अशक्त हो गये हैं, आर्थिक आधार और शारीरिक क्षमता खो रहे हैं, तब वे बच्चे इधर झाँकते ही नहीं हैं। आने से बचते हैं, बात करने से कतराते हैं, क्यों ? आज तकनीकी कौशल और वैज्ञानिक उपलब्धियों ने पूरे विश्व को नज़दीक ला दिया है। युवा पीढ़ी और बुज़ुर्गों के बीच फ़ासला दस-बीस साल का न होकर हज़ार साल का हो गया है। उनके पास जो ज्ञान का भण्डार है, वह हज़ार साल पुरानी किताबों पर आधारित है। नयी पीढ़ी के पास विज्ञान है, नयी तकनीक है, जीन-थ्योरी है, विकसित मनोविज्ञान है। नयी सोच अन्ध-विश्वास की इजाज़त नहीं देती।

संवाद टूटता जा रहा है। सम्भवत: हम प्रारम्भ में ही ग़लत रास्ते पर चलते हैं। जो नहीं हैं, वह होना चाहते हैं। जो नहीं है, वह बतलाना चाहते हैं। हम स्वयं दोहरा जीवन जीते हैं। परिणामत: हम जो चयन करते हैं, वह हमारा ही मार्ग होता है। हम इसे अपनी ही सुविधा के अनुसार बनाते हैं।

जब मार्ग हमने चुना है, तो उसकी सफलता-असफलता के हम ही दोषी होंगे। सम्भवत: हमने बच्चों की भाषा को समझा होता? हमने नीति-अनीति से धन कमाया, बच्चों पर लगाया, उन्हें ऊँची पढ़ाई करवायी, पर हम ग़लत कार्य भी कर रहे हैं, कभी हमने उन्हें बताया? बच्चे हमारे बारे में क्या सोचते हैं, कभी हमने पता लगाने का प्रयास किया? हम सार्थक संवाद की भाषा खो देते हैं।

यही स्थिति पति-पत्नी के बीच सहज सम्बन्धों की हो चुकी है। मैं एक बहुत बड़े व्यावसायिक प्रबन्धक जो अमेरिका में हुए हैं, उनकी आत्म-कथा पढ़ रहा था। वे विश्व की बहुत बड़ी कम्पनी के लम्बे समय तक मुख्य कार्यकारी अधिकारी रहे। लम्बे वैवाहिक जीवन के बाद जब उनके बच्चे भी बड़े हो गये थे, तब उनका पत्नी से तलाक़ हो गया। बच्चे पिता से जुड़े रहे।

माँ, ने अपने से कम उम्र के अभिभाषक से विवाह किया।

इस स्थिति पर विचार किया, ...दूसरी पत्नी इनके व्यावसायिक जीवन से घुल-मिल गयी, इनके विचारों को, इनके परिश्रम को उसने आत्मसात कर लिया। यहाँ वैचारिक साम्य एक सकारात्मक अमृत की तरह होता है, जो साथी को प्राण ऊर्जा प्रदान करता है, अन्यथा वह दूसरे की जीवनी-शक्ति को सोखता चला जाता है।

दूसरों के विचारों को समझें

हमें दूसरों के विचारों को समझना चाहिए, ...वे हमसे क्या चाहते हैं? ...वे हमारे बारे में क्या सोचते हैं? तथा जिन बातों पर, परिस्थिति पर हमने उन्हें बुलाया है, उनकी बात जाननी चाही है, वे क्या कह रहे हैं? पर होता इसके विपरीत है। हम उनके कहने के पहले ही अपना निर्णय दे देते हैं।

'हाँ, तुम क्या कहना चाहते हो?' 'कहो!' 'डरो मत!' 'साफ़-साफ़ बोलो।' पर, जब तक वह कुछ कहे, हम तत्काल अपनी मान्यता, अवधारणा को प्रकट कर देते हैं। प्राय: हम दूसरों से अपनी बात पुष्ट करवाने के लिए बात करते हैं। परिणाम यह होता है कि हम दूसरों से कटते चले जाते हैं।

आज माता-पिता भी बच्चों के साथ में श्रोता न रह कर, वाचाल हो गये हैं। आप दूसरों के तर्कों को भी सुनें। आपको जो बातें सही लगती हैं, उसे सामने

स्वीकार करें। सही बात को मानने से अहंकार नहीं टूटता, विवेक का आदर होता है। मोमबत्ती का हल्का-सा प्रकाश भी अँधेरे को हटाने में सक्षम होता है। परन्तु हम अपने दुराग्रह को नहीं छोड़ पाते। लगता है, दूसरे की सही बात भी मान ली, तो हमारा प्रभाव क्षीण हो जायेगा। यही भीतर हमारी नकारात्मक सोच को ताक़त देता रहता है। वह हमें सहज नहीं होने देता। तनावग्रस्त तथा बोझिल बना देता है।

सही का सम्मान करें

हाँ, अगर हम दूसरे के प्रति सहृदय रहें, तो हमें अपने भीतर के इस 'निन्दक', जो हमें निरन्तर आहत करता रहता है, हमारे स्वाभिमान को, सम्मान को छीन लेता है, उसके दबाव से हम मुक्त होने लगते हैं। 'सही का सम्मान', विवेक का आदर है और विवेक का आदर होते ही, हमारे सामर्थ्य का सदुपयोग होने लगता है।

प्रायः हमारा यह 'निन्दक' हर प्रसन्नता की घड़ी में उस आहत क्षण को, उस व्यक्ति को, जिसे हमने पीड़ा पहुँचायी है या जो हमें पीड़ा पहुँचा गया है, उसे मानस पर ले आता है। अचानक आया यह गर्म हवा का झोंका, वातावरण को विषाक्त कर जाता है। जो कल गुज़रा है, वह बार-बार कल्पना के साथ वर्तमान में उपस्थित हो जाता है। यही मानसिक तनाव का कारण है।

मन को तनावरहित करें

भारतीय धर्म-साधना में मानसिक पूजा करायी जाती है। देवी-देवता का ध्यान कर, उनकी मन के द्वारा, मन से जिस देवता का आह्वान किया गया है, उसकी पूजा का प्रावधान है। मुझे भी बचपन में पिता ने यह साधना सिखायी थी। पर, उनका तर्क दूसरा था।

उन्होंने बताया था, कि 'जिसने तुम्हें दुख दिया है, वह बार-बार तुम्हारे चिन्तन में आता है। तुम्हारा क़ीमती समय उसके चिन्तन में चला जाता है। जिससे तुम्हारे भीतर शोक उत्पन्न होता है, तनाव आ जाता है। तुम्हारी मानसिक शक्ति घट जाती है। तुम उसकी पूजा करो। उसका ध्यान करो।

उसकी मानसिक पूजा होगी। उसका चिन्तन करो। वह आये, तो उसका सत्कार करो। उसे पूज्य मान कर, उसका आदर करो। अगर तुमने अहित किया

है, तो उससे क्षमा माँगो, अगर रोना पड़ गया तो रोओ। तुम्हारे दिल पर रखा पत्थर हट जायेगा, उसके दिल में तुम्हारे प्रति अगर क्रोध होगा, तो अपने आप शान्त हो जायेगा।

हाँ, तुम उससे नाराज़ हो, वह तुम्हें गाली देकर गया है। उसने तुम्हारा अहित किया है, तुम्हारे भीतर उसके प्रति क्रोध हो, तो भी उसका आदर करो। उसे क्षमा करो, उसे प्रिय मान कर, उससे बातें करो, अपने मन से उसके प्रति भय, क्रोध बाहर जाने दो। कल्पना करो, वह आया है, जैसे चाय के ऊपर से भाप बाहर जाती है, तुम्हारी नस-नस से, रोम-रोम से क्रोध का भय या धुआँ बाहर जा रहा है। तुम्हारी देह हल्की हो रही है। तुम्हारा मन जो सुलग रहा था, शान्त हो रहा है। चेहरा धीरे-धीरे ढीला पड़ रहा है। खिंचाव जा रहा है। तुम जहाँ जिस तरह बैठे थे, वहाँ अब शिथिलता आ गयी है। तुमने उसे क्षमा कर दिया। शान्ति तुम्हारे भीतर आने लगी है, तुम्हारा भय चला जायेगा, क्रोध चला जायेगा'।

प्राकृतिक नियम

'कोई भी परिस्थिति, दुबारा उसी रूप में कभी घटित नहीं होती।' -यह प्रकृति का नियम है। समय निरन्तर बदल रहा है। हर आज, कल में ढल रहा है। यहाँ कुछ भी स्थायी नहीं है। हम ही निरन्तर सोचते रहते हैं। जो गुज़र गया है, उसे मन के काग़ज़ पर मन से ही खींच लाते हैं। जो आज का सुख है, उसे विषाक्त बना देते हैं।

हाँ, हमारा मन अगर स्थिर हुआ, शान्त हुआ, तो हर आने वाली परिस्थिति का सामना हम उत्तेजनारहित, आत्मविश्वास पूर्वक कर सकते हैं। हमारा उसके प्रति उत्पन्न हुआ शान्त भाव, उसमें भी परिवर्तन लाने में सफल होगा।

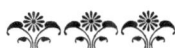

5

सही कार्य का ढंग

आप विचार करें, आपने जो भी किया, वह किसी भय के दबाव में या प्रलोभन के आग्रह से तो नहीं किया। कर्तव्यपालन से किये गये कार्य से कोई दोष नहीं लगता। फिर अस्वाभाविक परिस्थितियों में क्यों जाना पड़ा?

सबसे पहली बात तो यही है, अपना मूल्यांकन स्वयं के आधार पर ही होना चाहिए। हमें अपने को जाँचने का पैमाना ख़ुद बनाना है। हम जब दूसरों के आधार पर, परिस्थिति के आधार पर अपना मूल्यांकन करते हैं, तो इससे मन में मलीनता आ जाती है।

कार्य के प्रति रुचि रखें

जो प्राप्त हुआ है, उसके प्रति आपमें अरुचि है, खिन्नता है। जो नहीं मिला है, उसकी मनोहारी कल्पना है, यह आपको अशान्त रखती है। जो भी कार्य हमें मिला है, चाहे वह हमारी रुचि का है अथवा नहीं, यह इतना महत्वपूर्ण नहीं जितना उसे पूरी ज़िम्मेदारी से हमें उसे पूरा करना है। होता यह है कि जिस कार्य की हम प्रतीक्षा में रहते हैं, उस कार्य के हाथ में आते ही उसके प्रति हमारी रुचि समाप्त हो जाती है। हम तत्काल ही किसी नये विकल्प की खोज में लग जाते हैं।

जो नहीं है, उसकी ही कल्पना की जा सकती है। यहाँ जो भी है, वह तो सब परिवर्तनशील है। क्या यह दुनिया हमेशा एक जैसी रहेगी? क्या आप रहेंगे? इस में स्थायित्व तलाश करना ग़लत ही होगा। क्योंकि हमारा इसके साथ जो सम्बन्ध

है, वह सदा रहने वाला नहीं है। हाँ, जो भी परिस्थिति आज मिली है, आप इसका उपयोग कर सकते हैं। उसके आधार पर अपना महत्व घटाया या बढ़ाया जाना उचित नहीं है। आप और परिस्थितियाँ अलग-अलग हैं।

आप कल प्राध्यापक थे, आज अधिकारी हैं। आपका कार्य-क्षेत्र बदल गया है। क्या इससे आपकी योग्यता में परिवर्तन आया है। आप तो वही के वही हैं। कल आप महत्वपूर्ण पद पर थे, आज आप किसी कोने में आ गये हैं। क्या इससे आपका महत्व घट गया है। आप तो वही हैं। महत्व बस आपने अपना घटाया है। यह जो कुछ भी बाहर है, वह नित्य बदल रहा है। कल आपको दस लोग नमस्ते करते थे, आज कोई मिलने भी नहीं आता है, क्यों ? ...बाहर कभी एक जैसा नहीं रहा है। सब तेज़ी से बदल रहा है। शास्त्र कहते हैं, 'कल जिस नदी के जल में स्नान किया था, वह जल आज नहीं है'। गौतम बुद्ध कहा करते थे, 'जिस दीप को कल जलाया था, सुबह जिसे बुझा रहे हो, वह लौ अब नहीं रही। इन दोनों के बीच में रात भर में हज़ार बार लौ मिटी है, फिर नयी जली है'।

हमारी ग़लती यही होती है, हम हर बार पुराने को ही दोहराना चाहते हैं। उन्हीं रिश्तों को उसी रूप में पाना चाहते हैं, जो तीस साल पहले थे। इतने अर्से में शरीर ही नहीं बदलता, चित्त भी बदल जाता है।

वस्तु वही है, इसका आप मात्र सदुपयोग कर सकते हैं। इससे आसक्ति रखना व्यर्थ है। यह तो सदा रहने वाला है नहीं। फिर इसके आधार पर अपना महत्व घटाना या बढ़ाना उचित नहीं है। हम अपनी ही नज़रों में अपना महत्व गिरा लेते हैं। कार्य छोटा है या बड़ा, यह महत्वपूर्ण नहीं है। महत्वपूर्ण है- आपका उसमें रुचि लेकर उसे उत्कृष्टतापूर्वक पूरा करना।पर यही नहीं होता है। हम दुखी मन से वह कार्य करते हैं। हमेशा तनावग्रस्त रहते हैं। बाहर का ही दबाव रहता है, चाहे प्रलोभन हो या भय, एक नीरसता हमेशा बनी रहती है। अपने ऊपर विश्वास रखना ही महत्वपूर्ण है।

यह सब हम करते हैं, बाह्य से प्रभावित होकर, उससे ममता रखने से। वह तो न कल आपका था न आज है, न कल रहेगा। फिर उससे इतनी आसक्ति क्यों ? इसी से दीनता और अहंकार आता है। जो आपका है ही नहीं, जो दूसरा है, उससे जब आसक्ति बढ़ जाती है और वह उपेक्षा करता है, तब दीनता का आना

आवश्यक है। हम वहाँ अपेक्षा रखते हैं, उनको ऐसा करना था, वैसा करना था। यह होना चाहिए, पर जब वह नहीं होता है, तो मन में क्षोभ उत्पन्न हो जाता है। हम दुखी हो जाते हैं, तनाव आ जाता है, रक्तचाप बढ़ जाता है। सच तो यह है कि जो याचक होता है, उसका कभी कोई आदर नहीं करता है। परन्तु कभी हमारा मनचाहा हो जाता है। जैसा चाहा, वैसा घट जाता है, तब अहंकार आ जाता है।

अब या तो अहंकार में जलेंगे या दीनता में गिरेंगे। इससे परे भी रहना होता है, वहाँ न उपेक्षा है और न किसी की उपेक्षा से उत्पन्न जड़ता है। क्योंकि जब बाह्य में ममता का, राग का सम्बन्ध टूटने लगता है, तब जो सम्बन्ध जोड़ने वाली वृत्ति 'मन' है, उसे स्वाभाविक स्थिरता प्राप्त हो जाती है, जिसमें कामनाएँ स्वत: गिर जाती हैं। तब हम दूसरों से कोई अपेक्षा ही नहीं रखते हैं। हमने अपना कार्य किया, यह हमारा कर्तव्य था। दूसरे, चाहे हमारे परिजन हों, पड़ोसी हों, हमें उनके प्रति यह आशा नहीं रखनी है कि वे भी उसी तरह व्यवहार करेंगे। अगर हम ऐसा सोचते हैं, तो यह हमारी ग़लती है।

पत्ते का पीला पड़ना ज़रूरी है। फिर पत्ता हवा के झोंके से टूट कर गिर जाता है। यह जो चिपकाव है, गीलापन है, यही तो बाँधता है। जब तक कामनाओं का भटकाव है, वास्तविक जीवन से आप दूर हैं। कामनाओं के गिरने से जो प्राप्त होगा, वही वास्तविक जीवन है।

इसलिए जो मिला है, वही श्रेष्ठ है। उसे पूरी योग्यता, क्षमता के साथ जियें। जीवन जीने की कला यही है। अभी तक क्या हो रहा है? जो प्राप्त हुआ है, उससे निराशा है, जो नहीं मिला है, उसकी आशा में बैठे हैं। जब वह भी आ जायेगा, तब उससे भी निराशा होने लगेगी। क्योंकि वास्तविक अड़चन तो आपका मन है, जो कहीं भी शान्त नहीं रहना चाहता है। उसका निरन्तर इधर-उधर भटकाव ही समस्या है।

जो प्राप्त हुआ है, वह भी तो आपने ही चाहा था। हाँ, यह बात दूसरी है कि वह आपको आज विस्मृत हो गयी। पर, जो प्राप्त हुआ उससे तो निराशा है और जो नहीं मिला है, उसकी प्राप्ति के लिए आपका मन बेचैन है।

इन अस्वाभाविक इच्छाओं का त्याग ही होना आवश्यक है। इसके लिए संन्यास लेने की, जंगल जाने की कोई ज़रूरत नहीं है। हाँ, जो कर सकते हैं, जिसके लिए

आप स्वतन्त्र हैं, वह यह कि दूसरों के प्रति आपके मन में दुर्भावना नहीं हो। आप किसी का बुरा नहीं चाहें। जैसा जिसका कर्म-फल है, उसके हिसाब से उसे जो प्राप्त होना है, वह प्राप्त होता रहेगा और दूसरी बात है कि आप जो भी कार्य कर रहे हों, वह भय तथा प्रलोभन से रहित होना चाहिए। स्वाभाविक कर्तव्य-कर्म से वह होना चाहिए। बच्चों को इसलिए योग्य बना रहे हैं कि वे बड़े होकर हमारे काम आयें, यह ग़लत है। उन्हें क्या करना है? क्या उचित है, क्या अनुचित? यह उनके विवेक पर निर्भर है। हाँ, हमें अपना कर्तव्य पूरी तरह निभाना चाहिए।

जो हमें नहीं करना है, जो ग़लत है, जो विधि-विरुद्ध है, उसे विवेक के आधार पर, उसका आदर करते हुए, उसे ग़लत मानते हुए छोड़ देना चाहिए। भय से किये गये कार्य से, चित्त जिस प्रभाव को ग्रहण करता है, वह संस्कार का हिस्सा बन जाता है। जिसमें व्यक्तित्व दीनता व हीनता में चला जाता है। एक तो हमने ग़लत कार्य किया, दूसरा भय से किया, इससे चित्त में अस्वाभाविक मलीनता आ जाती है। हम अपने ही भीतर टूट जाते हैं। अकेले होते ही मन कहता है– 'यह तुमने ग़लत किया है'। हम अपने आपको समझाते हैं– 'वह तो परिस्थिति ही ऐसी थी कि करना पड़ गया'। परन्तु भीतर से मन निरन्तर कचोटता रहता है। तनाव का यही मुख्य कारण होता है।

जब लालच से या लोभ से कार्य किया जाता है, तब उसका प्रभाव चित्त पर बुरा ही पड़ता है। हमारे भीतर निरन्तर जहाँ चित्त संग्रह करता है, वहीं हमारा मन दूसरी ओर हमें हमारी ग़लतियों पर टोकता रहता है। हम निरन्तर विचारणा के दबाव में रहते हैं। सोचते हुए क्रियारत रहते हैं। चाहते हैं कुछ और करना, हो कुछ और जाता है। इसलिए कर्तव्य-कर्म को करते समय यह ध्यान रहे कि हमारा कर्म प्रदूषित नहीं हो। यह भय और लोभ के दबाव से मुक्त हो। अधिक से अधिक वर्तमान में रहें।

सही तरीक़े से करें

जब हम जो करना चाहते हैं, वह नहीं कर पाते हैं, तो इससे हताशा पैदा हो जाती है। या तो हमारे भीतर उस कार्य को करने के लिए जो शक्ति आनी चाहिए थी, वह नहीं है। साथ ही जो नहीं करना चाहते हैं, वही करते चले जाते हैं। यह

असफलता क्यों मिली है? यह प्रश्न महत्वपूर्ण है।

पुनरावलोकन करें

हमें सावधानी से इस पर विचार करना चाहिए –

1. क्या ईश्वर की इच्छा यही थी?
2. हमने मान लिया भाग्य में ही यह लिखा था।
3. हमारा पुरुषार्थ ही इस लायक़ नहीं था।

हमें सावधानीपूर्वक (1) घटनाओं का (2) कामना का (3) किये गये प्रयास का सतत अध्ययन करना चाहिए।

इस समय यह ध्यान रखें– अवलोकन स्वच्छ व निरपेक्ष हो। न तो किसी बाह्य विकार का आरोपण करें, न ही अपने आपको न्यायोचित ठहराने का प्रयास करें। जो दिख रहा है, उससे भय पैदा नहीं होने दें, न ही इसे लें।

सतत निरीक्षण से स्पष्ट पता लगेगा कि यह कर्म विवेक के प्रकाश में त्याग देने योग्य है अथवा नहीं? हम ग़लत तो नहीं कर रहे हैं? जो किया जा रहा है, वह उचित है अथवा नहीं? हमें स्वतः पता लगेगा कि हमारा जो कर्म है, वह स्वाभाविक व सहज है अथवा नहीं? या स्वयं हमारा चित ही अशुद्ध है? या हम भय अथवा प्रलोभन से यह कार्य करने जा रहे हैं?

प्रलोभन या लोभ से अर्थ है कि वस्तु, व्यक्ति, विचार के प्रति यह लोभ बना रहता है कि इससे हमें सुख मिलेगा। भय यह रहता है कि यह परिस्थिति कल नहीं मिलेगी। अपने भीतर अपने चित्त के सतत निरीक्षण से हमें अपने सामर्थ्य तथा अपने करने, न करने के अभिप्राय की सही-सही जानकारी होने लगती है। देखने मात्र से ही गन्दगी, जो मलीनता आ रही थी, वह हटने लग जाती है।

सहनशीलता रखें

कोई भी कार्य आप प्रारम्भ करेंगे, समस्याएँ तो आयेंगी ही। परन्तु उसका समाधान हमें मिलने लगता है, जब इस कर्तव्यपालन से जुड़ जाते हैं। पर यही

नहीं होता है, हम कर्तव्यपालन से कर्म को नहीं करते हुए, उसे भय या लालच से करते हैं। प्राप्त ज्ञान का आदर करते ही क्या करना है? क्या नहीं करना है? इसका ज्ञान होने लगता है। पर, हम स्वतः प्राप्त ज्ञान का आदर नहीं करते हैं। प्रकृति हर कार्य के प्रारम्भ में हमें ज्ञान देती है, परन्तु हम ज्ञान का आदर नहीं करते हुए कर्तव्य से उदासीन हो जाते हैं। इससे कर्तव्यपालन नहीं होता है।

जब तक शरीर है, क्रिया तो रहेगी ही। कुछ न कुछ तो आपको करना ही होगा। फिर वही होता है, जो आप नहीं करना चाहते हैं। वही होना शुरू हो जाता है। आप जाल में फँसते जाते हैं। आपको जो भी सामर्थ्य मिली है, वह प्राकृतिक विधान से आपको प्राप्त है। वह मात्र सदुपयोग के लिए ही है, इसीलिए जो प्राप्त नहीं हुआ है, उसका चिन्तन ही व्यर्थ है। जो मिला है, उसका सदुपयोग ही सार है। हाँ, अनुकूलता कम मिलती है। प्रतिकूलता बिना बुलाये आती है। उसे सहन करें।

गीता में यह कहा गया है –

"**तान तितिस्तस्व भारतः**", वेग को सहन करना ही सार है।

कहीं भागना नहीं है। बस भोगना है। सामना करें। '**न दैन्यं न पलायनम्**'

इसीलिए, जब तितिक्षा की साधना बढ़ती है और हर परिस्थिति का हम मुक़ाबला वीर की तरह करते हैं, तब स्वतः चित्त की शुद्धि प्राप्त होने लगती है। मन जो है, वह शक्तिशाली होने लगता है। मन की गति उसकी चंचलता है, मन की स्थिरता उसकी शक्ति है। तब वह भय और प्रलोभन से मुक्त होने लगता है। जब जो करने वाली बात है, वही होने लगती है। न करने वाली बात अपने आप दूर हट जाती है? उत्पन्न ही नहीं होती है, तब जो होना है, वही होने लगता है तथा जिससे छुटकारा होना चाहिए था, वह होने लग जाता है।

बहुत ही सीधा-सा नियम है – जो आपको नहीं करना चाहिए, वह नहीं करें। आपके भीतर से भय हटने लग जायेगा। पहली बात तो यह कि आप ग़लत कार्य से बचें, जिसे आप स्वयं अपने विवेक से ग़लत मानते हैं, उससे बचें, उसे न करें। आपने जो ग़लत कार्य किया है, उससे दूसरों को दुख पहुँचा

है। उसके दुख से आप दुखी होते हैं, तो ग़लत कार्य का दोष कम होने लग जाता है। 'आत्मवत् सर्वभूतेषु-सर्वभूतेषु हिते रत:' यही भावना हमारे भीतर रहनी चाहिए। इससे जो कार्य होना है, वही होने लगता है। अनावश्यक चिन्तन के हटने से, अनावश्यक कार्य अपने आप छूटने लगते हैं। विवेक विरोधी कार्य न करें, यह संकल्प लें।

जो कर सकते हैं, करें

जो कार्य सामर्थ्य की सीमा से बाहर हैं, आप उन्हें करने के लिए प्रयत्नशील हैं। पर पाते हैं कि आपके सामर्थ्य की सीमा वहाँ तक नहीं पहुँचती है। उन्हें आप ईश्वर के, भाग्य के, नियति के हवाले छोड़ दें। धरती में जो बीज है, वह आज नहीं तो कल अनुकूल वातावरण पाकर अंकुरण लेगा ही। हाँ, जो कार्य आपकी सीमा में हैं, उन्हें कर देना चाहिए। इससे भीतर बोझ कम होगा, वहाँ विचारों का प्रवाह कम घनीभूत होगा, मन की शक्ति बढ़ेगी तथा आपका नकारात्मक मन, जो भीतर से बार-बार तरह-तरह के रूप-प्रतिरूप धारण कर आपकी चेतना को प्रभावित करता है, वह असहयोग पाकर, अपनी शक्ति हीन होने लगेगा।

आप ध्यान रखें, भीतर उठने वाली हर लहर मामूली नहीं है। आपकी चेतना को प्रदूषित कर बहा ले जाने की उसमें सामर्थ्य है। उसके साथ असहयोग ही साधन है। जो धक्के लगें, उन्हें बर्दाश्त करें। यही तितिक्षा है, यही चट्टान हो जाना कहा जाता है। लहरें आयें, उठें, टकरा-टकरा कर लौट जायें, तभी आप इस नकारात्मकता से बच पायेंगे। सकारात्मकता तो उपलब्धि है, फल है, जो अनासक्त, शान्त, क्रियारत मन की सहज प्राप्ति है।

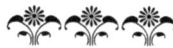

❀❀❀

6

नकारात्मक न सोचें

अपनी ग़लती दिखती है, पर दूर नहीं होती। मन में हमेशा एक प्रकार का भय बना रहता है, परिजनों को कष्ट न हो जाये, उनकी चिन्ता रहती है। समाचार-पत्र में दुर्घटना का समाचार पढ़ते ही अपने परिजनों के प्रति दुश्चिन्ता में मन डूब जाता है, भीतर निरन्तर एक तनाव-सा बना रहता है। इससे कैसे बाहर आया जाये? क्या उपाय है?

यह मन की आदत है

हम एक ही बात की कल्पना करते हैं, उससे दुश्चिन्ता रहती है। फिर उसी पर लगातार सोचते रहते हैं, यह मन की आदत हो गयी है। जो होना है, वह तो होगा ही। हमारे सोचने से न तो होने वाला है, न ही वह रुकने वाला है। रोकने के लिए जो शक्ति होनी चाहिए, वह तो है नहीं। रोक तो सकते हैं नहीं। फिर हमारा इतना बल भी कहाँ है, जो हमारे सोचने से किसी का अहित हो जाये। यह सोचना निरर्थक है। यह संसार महाशक्ति की लीला है। यहाँ एक प्राकृतिक विधान चलता है। चाहे उसे कर्म-फल कह लें। यह मात्र भोग-भूमि है। एक नाटक चल रहा है, हम उसके पात्र हैं। अपना रोल सही हो जाये, दूसरे का हमारे द्वारा ख़राब नहीं हो, यही ध्यान रखना है।

रहा सवाल हमारी इस मानसिक स्थिति का, सो इसमें हम ही दोषी हैं। मन का स्वभाव ही ऐसा हो गया है। होना चाहिए था कि दर्पण की तरह जो आया,

ठहरा और गया। बार-बार दोहराने से वह संग्रह का हिस्सा बन जाता है, तभी मन की आदत ही ऐसी होने लग जाती है।

हम करते क्या हैं कि समाचार-पत्र पढ़कर उस पर घण्टों चर्चा करते हैं। आपस में लड़ लेते हैं, क्यों ? इससे क्या होने वाला है। इसलिए मन की इस आदत को बदलें। अब जो बरसों पुरानी जन्म से चली आ रही आदत है, वह एक दिन में तो जायेगी नहीं। गुरुकृपा से या अन्य की कृपा से कोई चमत्कार होने वाला नहीं है।

हम मन्दिर में क्यों जाते हैं ? वहाँ कुछ देर के लिए मन की यह उधेड़-बुन की आदत रुक जाती है। यहाँ भी ऐसा ही होता है, पर यह सब क्षणिक है। होना चाहिए, मन का स्वभाव बदले। जो बात आयी, एक बार सोचा, अगर करना है, तो किया अन्यथा जाने दिया। हर एक बात पर रुककर उसपर प्रतिक्रिया करना, फिर उसका चिन्तन करना उचित नहीं है।

किसी ने कुछ पूछा है, तो उत्तर दिया। अपनी ओर से निरन्तर बोलने की जो आदत है, इस पर रोक लगाना चाहिए। दिन भर में कितना अनर्गल बोलते रहते हैं, कभी विचार किया है ?

पहला उपाय

यह जो मन की अशुद्धि दिखायी पड़ती है, इसको स्वीकार करें। इसे अपनी ग़लती मानते हुए इसे छुड़ाने का प्रयास करें। अब जिसे 'चित्त' कहते हैं, वह यही संग्रह है। यह भीतर जो बाहर का प्रभाव रहता है, उसे संचित करने, 'संग्रह करने की क्षमता' को कहते हैं। यह कोई स्थायी तो है नहीं, यह धीरे-धीरे कम होता जाता है और ध्यान नहीं दिया जाये तो बढ़ता भी जाता है।

'ध्यान' का मतलब होता है, यह संग्रह अब न बढ़े। यह ध्यान रहे, 'संग्रह' इस चित्त पर पड़ा प्रभाव है। हाँ वर्तमान में रहने से यह संग्रह कम होने लगता है, अप्रभावी होने लगता है। जैसे भुने हुए बीज में अंकुर पैदा नहीं होता है, उसी प्रकार यह रहेगा तो सही, पर अब प्रभावित न कर सकेगा।

क्यों ?

क्योंकि चिन्तन हमेशा भूत और भविष्य का होता है। जब चिन्तन का रुकना

शुरू हो जाता है, तब यह जो कमज़ोरी है, यह समझ में आने लगती है। हमें चाहिए कि सावधानी से इस ग़लती का, भूल का अवलोकन करें। इसे इसकी जड़ में ही समझें। यह मलीनता, मन का इतना अधिक नेगेटिव (नकारात्मक) सोच में, हमेशा अमंगल में डूबा रहना, हम नहीं चाहते। हम तो विवाह में आनन्दित होने जाते हैं, तभी अकस्मात किसी अप्रिय जन का चेहरा भीतर से आ जाता है। वह वहाँ है नहीं, पर चेहरा आते ही हम क्षुब्ध हो जाते हैं। दावत का आनन्द चला जाता है। वह जो मन है, यह शत्रु की तरह व्यवहार करने लग जाता है।

बाहर के दुश्मन से तो आप लड़ सकते हैं, पर भीतर क्या करेंगे, दीवार से सिर टकरा देंगे?

वर्तमान में रहने का अभ्यास

हम जहाँ ख़ुशी होती है, वहाँ खुश नहीं रह पाते। जहाँ दुखी होना है, वहाँ दुख प्रकट नहीं कर पाते। भाषा ही नहीं, भीतर का सन्तुलन ही सब गड़बड़ा गया है। कारण है, यह बचपन से नहीं सिखाया जाता कि मन को नियन्त्रण में रखना है और इसके लिए किसी कठोर साधना की ज़रूरत नहीं है। मात्र, वर्तमान में रहने का अभ्यास रखना है। इसलिए जिसे अन्तरात्मा की आवाज़ कहा जाता है, नेता लोग प्रयोग करते हैं, उससे बचें। अरे, वे पहले ही चंचल मन के दास हैं, फिर शब्द का प्रयोग और ग़लत करते हैं।

यह जो भीतर निरन्तर बोलता रहता है, ...एक मिनट भी चुप नहीं रहता और अशुभ–अमंगल में रहता है। लहरों के साथ नये-नये, चित्र उभारता रहता है, इससे असहयोग करना सीखें। लहरें आती हैं, आने दें। टकराती हैं, टकराने दें। लहरें आयेंगी, आपको हिलना नहीं है, अप्रभावित रहना सीखें। धीरे-धीरे प्रवाह कम होने लगेगा। जो पैदा करता है, वही यहाँ भोक्ता भी है। वह भोक्ता से द्रष्टा बनने लग जाता है। बस इस वेग को सहन करना है। जब तक यह 'अशुद्धि' पीड़ित करती रहे, व्यथित करती रहे, इससे असहयोग करना सीखें, ध्यान ही मत दें, उपेक्षा का भाव रखें। कोई मित्रता नहीं, कोई राग नहीं, हमें सुनना ही नहीं है। जैसे कोई पागल प्रलाप करता है, हम ध्यान नहीं देते। उसी प्रकार ध्यान नहीं देना है।

याद रखें, 'राग' अंकुरित करने की क्षमता रखता है। एक-से अनेक पौधे हो जाते हैं। पूरी फ़सल बन जाती है। एक बीज के प्रति भी मोह नहीं। मोह का मतलब होता है, चिन्तन करना। जो आया आने दें, जा रहा है, जाने दें। रोकें मत, चिन्तन मत करें। बस उसका स्वभाव बदलने लगेगा। यह तभी सम्भव होगा, जब अपने प्रति आत्म-विश्वास बना रहे।

इसके लिए निर्ममता, अपने प्रति ताक़त होगी। मन का स्वभाव नीचे की ओर जाने का है, जल की तरह। पानी को ऊपर चढ़ाने में बल लगाना पड़ता है। इसी तरह मन को नियन्त्रित रखने के लिए यह बल देना होता है। उसके लिए अपने प्रति सतर्कता व सजगता रखनी होगी और चित्त पर निरन्तर निगरानी। यह बन्दर की तरह चंचल है। निगाह बची, वह सामान लेकर भाग गया। हमें निरन्तर इस पर निगाह रखनी है। यह काम एक घण्टे का नहीं है, न ही समाज व संसार से कट कर कहीं जाने का है। इसी संसार में रहते हुए अपने समस्त कार्य करते हुए शान्त और उत्तेजना रहित सहज मन से कार्य करना चाहिए। यही अपने प्रति न्याय है।

परन्तु, जो करना चाहते हैं, वह होता नहीं है। जब भीतर का यह असन्तुलन दूर होने लगेगा, मन शान्त होगा, तब हमें कार्य करने की शक्ति अपने आप मिलने लगेगी। काँपते हाथों से लोटा नहीं पकड़ा जा सकता। यही स्थिति हमारी है। मन जब शक्तिशाली होगा, तब हम कार्य करने में समर्थ होने लगेंगे। यही सामर्थ्य है, जो हम चाहते हैं। यही आत्मकृपा का प्रारम्भ है। चंचलता हटते ही मलीनता जाती है और मलीनता जाते ही सामर्थ्य का आना स्वाभाविक है।

इससे स्वाभाविक रूप से परिवर्तन आता है। व्यवहार में बदलाव आता है। क्रोध के कम होने से, अपने भीतर की मलीनता दूर होने लगती है। जब तक क्रोध रहेगा, हमारी दृष्टि बाहर की ओर ही रहेगी। हम अपनी कमज़ोरी, दुर्बलता, विपन्नता का कारण बाहर ही तलाश करते रहेंगे।

दूसरों की ग़लतियाँ न देखें

हम इससे अपने प्रति स्वाभाविक न्याय नहीं कर पायेंगे। जब तक दूसरे में दोष

देखने का मन रहेगा। हम न्याय नहीं कर सकते हैं। अपना अहित ही करते रहेंगे। परिवार में प्रेम तभी पैदा होता है, जब हम कामनारहित होने लगेंगे। कामना के पूरी न होने पर ही क्रोध होता है। बात वही है, कहीं से भी शुरू करें। जब तक हमारी प्रसन्नता दूसरे पर निर्भर रहेगी, हमारे भीतर भय रहेगा। परिजनों के प्रति हमारा व्यवहार कैसा है? परमात्मा ने कर्तव्यपालन के लिए, स्वधर्म के लिए उन्हें भेजा है। उनके प्रति हमारा व्यवहार सेवा और उनके प्रति हमारे भीतर प्रेम रहना चाहिए। उनका व्यवहार, हमें उत्तेजित नहीं करे। जिसकी प्रसन्नता दूसरों पर निर्भर रहती है, वह प्रेमी नहीं हो सकता है। इसलिए अपने भीतर दोष को देखते ही उसपर पर्दा मत डालें, दूसरों के कहने से मत देखें, स्वयं उस पर निरीक्षण करें।

पर, होता क्या है, दूसरों के दोष को देखकर तो हम सदाचरण का पूरा प्रचार करते हैं। पूरा ज़ोर लगा देते हैं कि सब ये जानें। उसका प्रचार भी करते हैं, पर अपना दोष दिखायी नहीं पड़ता। कोई बता दे, तो आग-बबूला हो जाते हैं। पति-पत्नी के भीतर आज जो तनाव है, उसका कारण यही है कि सब एक-दूसरे को दोषरहित देखना चाहते हैं, स्वयं को नहीं।

इसीलिए अपनी ग़लती दिखते ही उसे दूर करने का प्रयास करें। की गयी ग़लती को स्वीकार कर पुन: नहीं करने का संकल्प लें, उसपर दृढ़ रहें। जिसे आपने ग़लती माना है, वही बार-बार करते हैं, यह तो अपराध हुआ। यहाँ का क़ानून तो मुआफ़ कर देगा, पर परमात्मा का विधान नहीं। इसीलिए दूसरों की ग़लती को क्षमा करें, अपनी नहीं। अपनी गलती क्षमा करने से वही राग दृढ़ हो जाता है। हमें हमारी ग़लती दिखी है, उसे पहचानें और दूर करने का प्रयास करें। जब भी विचार उठें, उनके साथ असहयोग करें। विचार आते हैं, आने दें। जाते हैं, जाने दें। हम नहीं बहें, हमारा बहना उन्हें हटाने या उसके साथ चिन्तन करने से होगा। इससे बचें, यही हमारा अपने प्रति न्याय है। न्याय हमें अपने प्रति रखना है। दूसरा हमारी प्रसन्नता व दुख का कारण नहीं है, यह सत्य है। दुख या सुख प्रकृति के विधान से प्राप्त होते हैं। अत: इन्हें मात्र भोगकर ही समाप्त कर देना है।

हमारा सुधार इसी में सम्भव है, जागरूक होकर असहयोग रखें, विचार तो उठते रहेंगे। हमें हिलाने का प्रयोग करेंगे, प्रभावित करेंगे। पर हमें बहना नहीं है। चिन्तन नहीं करना ही असहयोग है। ज्यों-ज्यों यह अवस्था बढ़ने लगेगी, राग–द्वेष स्वत: दूर होने लगेंगे। सामर्थ्य का बोध होने लगेगा। ग़लती दिखी है, तो इसे दूर करने का प्रयास करें।

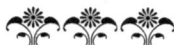

❀❀❀❀❀

7

हम खुश क्यों नहीं हैं?

हमारी आदत है

हम निरन्तर अनर्गल बोलते रहते हैं। कहीं बोलने का अवसर मिल जाये, तो यह भी नहीं सोचते कि अगला सुन भी रहा है या नहीं। जब दूसरा नहीं मिलता, तो अपने आपसे ही निरन्तर बतियाते रहते हैं।

योग में सबसे पहले शरीर को स्थिर रखना बताया जाता है। पर, अगर मन स्थिर होने लगता है, तो शरीर अपने आप स्थिर होने लगता है। यह जो निरन्तर विचारणा का प्रवाह उठता है, यह क्यों है?

एक क्षण भी नहीं आता कि मन स्थिर हो जाये, विचाररहित हो जाये। कम से कम जो विचार हैं, वहीं रह जायें। जो क्रिया हो रही है, उसमें रहा जाये।

जनक और अष्टावक्र की कहानी प्रसिद्ध है–

राजा जनक घोड़े पर बैठ कर, ऐड़ लगा रहे थे, तभी अष्टावक्र आ गये।

राजा जनक ने पूछा– 'क्या इतने कम समय में मुझे आत्मज्ञान हो सकता है?'

अष्टावक्र ने कहा–'हाँ, पर एक शर्त है।'

जनक ने पूछा– क्या?

अष्टावक्र ने कहा– 'आप अपना 'मन' मुझे दे दो।'

यह जो मन है, वह हमारे पास ही नहीं रहता है। आपको पहले बताया था, यह फिरकनी की तरह है। विचार आते ही यह घूमने लग जाता है और इसके घूमते ही अनेक विचार पैदा हो जाते हैं। जिसे हम विचारणा कहते हैं। विचारणा से यह मन गति करता है। विचारणा ही इसको गति देती है। इसमें इसकी गति से ही विचारणा पैदा होती है, बढ़ती है। यही रहस्य है। मन की शक्ति, उसकी सक्रियता का कम होते जाना है। हमें यही ध्यान रखना होगा।

होना तो यह चाहिए कि हम जो भी कार्य करें, उसकी समाप्ति पर हमें पूर्णता का अहसास होना चाहिए। तभी कार्य की सिद्धि होती है। संकल्प-पूर्ति से सुख मिलता है, यह स्वाभाविक नियम है। महात्मा लोग 'विश्राम' शब्द प्रयोग करते हैं। 'विश्राम' मन का शान्त होना है। अब कोई उथल-पुथल नहीं। विचारणा का दबाव रुक गया है। नशे के प्रति भी यही उत्सुकता है, वह चित्त को विश्राम की अवस्था में ले जाता है।

पर, यह होता नहीं है। इधर कार्य पूरा हुआ नहीं, दूसरा आ जाता है, तीसरे की योजना बन जाती है। मन यहाँ से वहाँ दौड़ता रहता है। 'विचारणा' निरन्तर दबाव ड़ालती रहती है। हमारी सोच यही है कि हमने सोचना बन्द कर दिया, तो जड़ बन जायेंगे।

जो कार्य सामने आता है, जो भी परिस्थिति आयी है। वह हमारे चाहने से ही आयी है। हमारा ही कोई संकल्प था, जो प्राकृतिक विधान से हमें प्राप्त हुआ है। पर, हम यह स्वीकार नहीं करते हैं। हम उसे बोझा व भार मानते हैं। यही तो हमने किया, जो भी अरुचिकर मिला, हम उससे परेशान होकर बदलवाने के लिए यहाँ-वहाँ भागते रहे।

'माम अनुस्मर युद्धश्च'

शास्त्र ने कहा था- भागो मत, भोगो, सामना करो।

'माम अनुस्मर युद्धश्च', निरन्तर वर्तमान में रहते हुए कार्य करो। वहाँ दीनता नहीं, पलायन नहीं, जो है उसका सामना करो। परिस्थिति जो प्रतिकूल है, वह या तो हट जायेगी या बदल जायेगी। पर वही नहीं किया। हमारी हालत उससे भी

अधिक ख़राब हो गयी। ज्योतिषियों, वास्तुविदों के जाल में हम और अधिक जकड़ते गये। क्या परिर्वतन आया? भागने की आदत यथावत बनी रही।

किसी भी परिस्थिति में कोई दोष नहीं होता है। पर, हम जिस प्रकार व्यवहार करते हैं, उसमें दोष रहता है। हमारा तरीक़ा ही ग़लत है। आप जो भी कार्य कर रहे हैं, क्या उसके प्रति आपकी तीव्र अभिलाषा है, लगन है? उस कार्य के प्रति आपमें कितना उत्साह है, यह पता करें। हम जो भी कार्य कर रहे हों, चाहे घर का हो या बाहर का हो या दुकान का हो, उसके प्रति हमारे भीतर समर्पण की भावना होनी चाहिए। जब तक हममें उसके प्रति अनुराग नहीं होगा, उत्साह नहीं आयेगा। अब जो भी कार्य मिला है, यह प्राकृतिक विधान से प्राप्त हुआ है। होना यही चाहिए कि उसके पूरे होने पर भीतर सन्तुष्टि का भाव आये। शान्ति आये। परन्तु चूँकि आपने उसे बोझा मान कर लिया है, इसलिए आप जैसे-तैसे उसे पूरा करते हैं। उसकी पूर्णता पर आपके भीतर सन्तुष्टि और शान्ति नहीं होती। फिर वह आगे का राग-द्वेष पैदा करने में समर्थ हो जाता है। विचारणा का वेग और तीव्र हो जाता है। पर, अगर उसी कार्य को करते समय मन पूर्णरूपेण वहीं एकाग्र हो जाये, विपरीत नहीं जाने दिया जाये, तो विचारणा का वेग स्वभावतः धीरे-धीरे कम होने लग जाता है।

अब अगर उसी कार्य में तीव्र अभिलाषा रहे, तो कार्य के प्रति रुचि बढ़ने लगती है। प्रियता आ जाती है, बोझा नहीं लगता। कल जो समय काटे नहीं कट रहा था, आज समय ही नहीं मिल पा रहा है। कार्य 'पूजा' बनने लगता है। अब बाहर की ख़ुशबू की ज़रूरत नहीं रहती। कार्य स्वतः ख़ुशबू देने लग जाता है। जब उत्साह बना रहता है, तो जो परमात्मा ने बल दिया शारीरिक, मानसिक, बौद्धिक बल, उसका सदुपयोग होने लगता है।

यहाँ तक तो साधक आ जाते हैं। आप समझ गये हैं।

पर विचार करें, अपने अतीत में किये गये कार्य को देखें कि कितने कार्य आपने उत्साह व तीव्र अभिलाषा से किये हैं? आपकी उन कार्यों के प्रति रुचि रही, जो आपको रुचिकर थे? जो पद रुचिकर लगा, आपने उसमें मन लगाया। जो पद सही नहीं लगा, उस पर पहले न जाने का निर्णय लिया, फिर मजबूरी में

गये, तो भागने की सोचते रहे। हम जितनी अरुचि रखेंगे, भोग की समयावधि बढ़ती जायेगी। यह प्राकृतिक विधान है।

जो आया है, जैसा आया है, सामना करें।

कार्य पूरा होने पर उसके बारे में चिन्तन नहीं करना चाहिए। कार्य शुरू होने से पहले होगा या नहीं होगा, यह सोच हानिकारक है। जिसने कार्य दिया है, उसने कार्य करने की शक्ति और साहस भी दिया है। हमें तो उसका सद्भावपूर्वक नियोजन करना है। अपनी पूरी शक्ति वहाँ लगानी है। कार्य पूरा होने के बाद, चिन्तन नहीं होना चाहिए। हुआ और आगे बढ़ गये। पूरा हिन्दुस्तान क्रिकेट मैच की तरह हो गया है। जब सफलता मिली, ख़ुशी से फूल कर कुप्पा हो गये, आतिशबाज़ी की। जब हार गये, तो मायूस होकर घर बैठ गये। कार्य तो पूरे भी होंगे, नहीं भी होगें। हम सफल भी होंगे, असफल भी होंगे। पर निरन्तर रुचि और उत्साह बना रहना चाहिए। अगर यह आवश्यक चिन्तन करने की हमारी आदत कम हो गयी, तो अनावश्यक संकल्प-विकल्प कम होते चले जायेंगे।

अब सवाल खड़ा होता है कि आपमें यह रुचि क्यों नहीं आती है? तीव्र इच्छा क्यों नहीं होती? क्योंकि जो कार्य सामने है, उसमें आपकी रुचि है ही नहीं। आप उस परिस्थिति को बोझा मानते हैं, अनादर करते हैं। क्योंकि आप उस परिस्थिति को अपने लिए अहितकर मानते हैं। वहाँ दो पैसे का लाभ नहीं होगा, सुविधाएँ नहीं मिलेंगी, आदर भी कम होगा। क्योंकि आपने इस पद को, उससे मिलने वाले लाभ को ही, उस परिस्थिति को ही जीवन मान लिया। उसके लिए आप कुछ भी करने को तैयार हो जाते हैं। लोग परिस्थिति को प्राप्त करने के लिए अपने जीवनमूल्यों को, आदर्शों को ताक़ पर रखकर हर प्रकार की नारकीय व्यवस्था को जीने के लिए, इसलिए स्वीकार कर लेते हैं कि इससे उन्हें लाभ होगा।

जबकि प्राकृतिक विधान से जो भी परिस्थिति आज है, कल रहने वाली नहीं है। वह सर्वांश में पूर्ण नहीं है, उसमें भी काफ़ी कमियाँ हैं। कुछ दिन बाद बुद्धि उसमें दोष निकालने लगती है। पति-पत्नी में, पत्नी-पति में दोष ढूँढती है। यह स्वभावगत क्रिया है। इसके बिना दोनों रह नहीं सकते। बुद्धि का काम तोड़ना है, विखण्डन करना है। मन फिरकनी की तरह घूमने लग जाता है। एक

दोष का चिन्तन होता है, वह पचास नयी बातें दे जाता है। पचास बातें, फिरकनी को और तेज़ घुमा रही हैं। चक्र चल जाता है। फिर क्या होता है? जो अप्राप्त है, उसे मनोरम मानकर, प्रिय मानकर, उसका चिन्तन प्रारम्भ हो जाता है। तथा जो मिला हुआ है, उसके प्रति असन्तोष पैदा हो जाता है। यही हमारे मन के द्वारा अनावश्यक विचारणा का जो प्रभाव बढ़ता जाता है, उसका कारण बनता है।

सच तो यह है कि ऐसी कोई भी परिस्थिति जीवन में प्राप्त नहीं होने वाली है, जो पूरी हो। जहाँ हमें कमी नज़र नहीं आये। इसलिए जब हम चंचल व प्रदूषित मन से किसी कार्य को करने में जुट जाते हैं, तो न तो कार्य करने की अभिरुचि रह पाती है, न ही उसके प्रति हमारे मन में उत्साह बना रहता है। एक ऊब-सी व्याप्त हो जाती है। इसी रुग्ण मन:स्थिति से हम जहाँ स्वयं के, परिवार के, समाज के, कार्यों को करते हैं, वहाँ इसीलिए न तो सफलता मिलती है, न शान्ति।

ग़लत ढंग से जो हमारी कार्य करने की पद्धति है, उसका परिणाम यह रहता है कि हमारे भीतर आलस्य व कामचोरी बस जाती है। 'जब करना ही है, तो कर लेंगे, आज ही कौन-सा पहाड़ गिरने वाला है'। सब जगह काहिली व उदासीनता छा जाती है, उसका कारण यही विचारणा है।

कितने भी अभियान चला लो, उससे बड़ा परिणाम सामने आने वाला नहीं है। हज़ार साल ग़ुलाम बने रहे, इसके लिए और कोई दोषी नहीं है। हमारा दोषपूर्ण कार्य करने का जो तरीक़ा है, वही कारण रहा है। न तो हममें कार्य के प्रति तीव्र अभिलाषा रही है, न उत्साह है, न ही स्वार्थरहित कार्य करने की भावना। लोभ इस क़दर बढ़ गया है कि दो पैसे का लाभ नहीं हो, तो हम काम कर ही नहीं सकते। पहले ही पूछते हैं, मुझे क्या लाभ होगा?

जब कामचोरी और आलस्य देह में बस जाता है, तो कर्तव्यपालन हमसे नहीं होता। हम ख़ुद तो दूसरों से वह सब चाहते हैं, जो बेहतर है, पर हम अपनी ओर से वही करना चाहते हैं, जिसमें हमें लाभ मिलता हो। स्वार्थभाव के बढ़ने से हमारी क्रिया स्वभावत: दूषित हो जाती है। जिससे हम अनावश्यक चिन्तन में चले जाते हैं। मन का भटकाव शुरू हो जाता है।

होना यह चाहिए कि-

जो भी कार्य हो, मन पूर्णरूपेण वहीं रहे। कोई भी कार्य न छोटा है न बड़ा, न महत्वपूर्ण है न व्यर्थ। सब एक ही लक्ष्य के साथ हमारे सामने उपस्थित होते हैं। अगर मन वहीं रहा तो अनावश्यक चिन्तन होना रुक जायेगा, इससे कार्य की पूर्णता पर स्वाभाविक शान्ति हमें प्राप्त होगी।

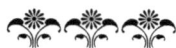

8

रास्ता इधर से है

हमारा कहना है- हम सबका काम करते हैं, सबका हित सोचते हैं, पर जब हमारा कार्य होता है, तब हमें ही करना पड़ता है। हमारी सहायता को कोई नहीं आता, इससे हममें क्षोभ उत्पन्न हो जाता है। इसमें नाराज़ होने की क्या बात है? जिस शक्ति से हम सबका कार्य करते हैं, सबका हित सोचते हैं, पता करें क्या वह हमारी है? ...अपने प्रयास से हमने पैदा की है? या हमें किसी अदृश्य विधान से प्राप्त हुई है?

हमारा जन्म भी क्या हमारे हाथ में है। प्राकृतिक विधान से जो होता है, वह होता रहता है। इसका एक क्रम है, एक व्यक्ति को जो गुण व शक्ति प्राप्त होती है। वह दूसरे से भिन्न है। एक पेड़ की एक पत्ती भी दूसरे से अलग होती है। किसी में कम योग्यता होती है, किसी में अधिक। परन्तु प्रकृति का एक नियम है- जो जितना देता है, उसे वह और देती जाती है। कृपण की ओर वह नहीं देखती।

हममें जो योग्यता है, वह दूसरों के हित-साधन के लिए ही है। उसका दुरुपयोग ही हमारी सामर्थ्य को कम कर सकता है। अपने प्रति जब स्वार्थभावना बढ़ती है, तब यह सामर्थ्य लोप होने लगती है। अन्यथा जो जितना अधिक दूसरों का हित करने में समर्थ होता जाता है, उसकी सामर्थ्य उतनी ही बढ़ती जाती है। प्रकृति उसकी सामर्थ्य को निरन्तर बढ़ाती रहती है।

परन्तु इसके लिए हमारे भीतर त्याग की भावना आनी चाहिए। त्याग का मतलब घर छोड़ कर संन्यास लेना नहीं है। उससे क्या होना है? एक बन्धन

छोड़ा, दूसरा अपना लिया। पुत्र छोड़ा, चेला बना लिया। घर छोड़ा, आश्रम बना लिया। वस्तुओं से मोह तो यथावत ही रहा। गृहस्थों की अपेक्षा आज के साधु-संन्यासियों में यह वस्तुओं का संग्रह अधिक देखा जाता है। वेश के साधु से गृहस्थ श्रेष्ठ हैं। अपने से अधिक संसार को महत्व देने से, चीज़ों को महत्व देने से हम स्वार्थी होते जाते हैं। आज जो स्टेण्डर्ड ऑफ़ लिविंग की बात होती है, वह सामान को लेकर होती है। घर में सुविधा का सामान कितना आया है? हमारा सामाजिक व नैतिक विकास कितना हुआ है? हम कितने उदार और निर्लोभी हैं? यह कोई नहीं देखता।

अपने शारीरिक सुख के लिए हज़ार रुपए खर्च कर देगें, पर बूढ़े माता-पिता के लिए हमारे पास मिलने तक का समय नहीं रहता है। उनके लिए धन तो खर्च करना दूर की बात है। महत्वपूर्ण बात है, हमारे भीतर उदारता रहे, हम अधिक से अधिक अन्य के प्रति **'आत्मवत् सर्व भूतेषु, सर्व भूतेषु हिते रतः'** की भावना से व्यवहार करें। हमें प्रकृति से अधिक से अधिक सामर्थ्य की प्राप्ति होगी, शक्ति मिलेगी, इसमें कोई सन्देह नहीं है।

जो घटना बीत गयी है। उसका कोई महत्व नहीं है। अगर करना है, तो जो उससे परिणाम मिला है, हमें जो ज्ञान मिला है, जो हमारा अनुभव बना है, उसे अपने पास रखें, उसके आलोक में व्यवहार का परीक्षण करें। घटना का कोई मूल्य नहीं है, उसे स्मृति का हिस्सा न बनने दें। घटना दुखमय है, वह दुख पैदा करेगी। उसके प्रभाव को चित्त में संग्रहित करना उचित नहीं है। क्योंकि जन्म के साथ मृत्यु का विधान है। जो प्राणी पैदा होता है, वह अपने साथ ही मृत्यु का विधान साथ लाता है। इसी तरह उसी घटना में उसकी समाप्ति भी छिपी हुई है। उसका चिन्तन रखना व्यर्थ है।

दुखात्मक घटना उत्पत्ति के साथ अपनी समाप्ति की सूचना भी लाती है। वह स्वयं जब स्थायी नहीं रहेगी, तब उसके प्रभाव को स्थायित्व देना व्यर्थ है। इसलिए उसके प्रभाव को चित्त में अंकित करना व्यर्थ है।

इससे क्या होगा?

जब भी आप सोचेंगे, वे ही घटनाएँ दृश्य-पटल पर आ जायेंगी। आपको तिनके

की तरह बहाकर ले जायेंगी। चित्त में यह स्मृति जो अंकित होगी, वह क़ीले की तरह गड़ती जायेगी। हल्की-सी स्मृति का सहारा लेकर बार-बार वही व्यूह बनाती रहेगी। फिर आप स्वयं की निन्दा में लग जायेंगे। आप अपने आपसे लड़ेंगे। आपकी कटु, दुखद स्मृति आपके वर्तमान में संकल्प को दबाने लग जायेगी। आपकी कल्पना बार-बार उन्ही दुखद स्मृतियों को नये-नये कपड़े पहना कर लाती रहेगी। प्रतिकूल मानसिक जगत को पाकर आप अपने वर्तमान से कटते चले जायेंगे। उससे बाहर आने के लिए नशा या अनुकूल कल्पना कर, सुखद मनोराज्य की कल्पना में डूब जायेंगे। परिणामतः आप वर्तमान से कटे हुए अपनी सामर्थ्य को खोते चले जायेंगे।

आप स्वयं विचार करें - दुखद घटना घटी, आपको भीतर तक स्पर्श कर गयी। आपमें भय आ गया। अपने प्रति दीनता आ गयी। सभी कुछ अशुभ व अमंगल की परिस्थितियाँ बन गयी।

आपको उस घटना में जैसा व्यवहार करना था, कर दिया। घटना घट गयी। महीनों हो गये। अब दुबारा तो वह घटना घटने वाली नहीं है। क्योंकि वही एक-सी परिस्थिति बार-बार नहीं आती। प्रकृति में कहीं दोहराव नहीं है। इसलिए उस घटना को चित्त में सँजोकर रखना, जैसे साहूकार अपनी तिजोरी के रुपए देखता है, उसी प्रकार इस घटना पर सोचना क्या आपके लिए उचित है? आपके व्यवहार का यह दोष है जो साफ़-साफ़ दिखायी पड़ता है। या तो आप चित्त में उस घटना को दोहराते हैं या भीतर ही भीतर चिन्तन करते हैं। मनोराज्य में उसे ले जाते हैं। क्या यह उचित है? न तो आपको अपने ऊपर विश्वास है, न ही अपने पुरुषार्थ पर, न ही अपने ईश्वर पर विश्वास है। न ही अपने भाग्य पर भरोसा है।

जो घट गया, घट गया, वह दुबारा नहीं घटेगा। हाँ! इससे जो अर्थ निकाला है, तात्पर्य जाना है, वह महत्वपूर्ण है। उसे अपने व्यवहार में लाकर अपना सुधार करना है। रोज़-रोज़ सोचते रहो कुछ भी नहीं होगा। चित्त में अंकित इस दुखद स्मृति की जो छाप है, उसे हटाना होगा।

एक तो यह जान लें, यह सच नहीं है। यह मात्र घटना जो घटी है, उसका चित्र है। पर वह कल्पना के सहारे वास्तविक-सा लगता है और उसके पुनः घटने की आशंका भय देती है। उसे बलपूर्वक मत हटाएँ, क्योंकि मन ने उसका जो पूर्ण

चित्र बनाया है, वह बहुत शक्तिशाली है। उसकी शक्तियाँ आप नहीं जानते, वह और गहरा चित्र बनाता चलता जायेगा। उसे मात्र विवेक के सहारे से ही हटाया जा सकता है। विवेक का आदर उसे हटा सकता है।

विवेक ही पथ प्रदर्शक है। की गयी ग़लतियों को स्वीकार कर पुनः न करने का संकल्प जब दृढ़ होने लगता है, तब शक्ति अपने भीतर पैदा होने लगती है। विवेक यह कहेगा- 'घटना घट गयी, दुबारा घटने की सम्भावना अब कहाँ है? यह जो सोचते हो, यह तो मनोराज्य है, अतीत में भटकना है। चलो दुबारा भी घट गयी, तब जब जैसा होगा, प्राप्त सामर्थ्य से उसका सामना करेंगे। पहले जो सामना करने में ग़लती हो गयी, वह अब नहीं होगी'। पर, बार-बार हुई ग़लती पर अनावश्यक विचार करना, उसका आदर करना उचित नहीं है।

जब हम उस घटना के प्रभाव को उसके चित्र को विवेक से हटाने में समर्थ होने लगते हैं, तब चित्त से मलीनता स्वतः जाने लगती है। मन स्थिर होने लगता है।

जिस प्रकार हम स्वप्न देखते हैं और भूल जाते हैं। उसी प्रकार भूतकाल में घटी हुई घटनाओं को देखना चाहिए। हम स्वप्न में घटी हुई घटनाओं के आधार पर अपने भीतर राग-द्वेष नहीं रख पाते। कुछ तो भूल जाते हैं, कुछ स्वप्न मानकर भूलना चाहते हैं। पर, जागृत में घटी घटनाओं को वास्तविक मानकर सहेजना चाहते हैं। उनसे निरन्तर राग-द्वेष से जुड़े रहते हैं। प्रिय घटना घटी, मनोराज्य में सुखद वातावरण आ जाता है। दुखद घटना उभर कर आयी, मनोराज्य दुखान्त हो गया।

विचार करें- हमने ही तो उन घटनाओं से सम्बन्ध जोड़ रखा है। अगर स्वप्न मान लें, तो क्या बालू के ढेर पर जो मकान बनता है, वैसा ही नहीं होगा, जो हल्के से आघात से गिर जाता है? सोचें, हमने रात-दिन चिन्तन कर इसे राग-द्वेष से पक्का भवन नहीं बना लिया है? हम उसके जाल में तो नहीं फँस गये हैं।

जो घट गया है, बीत गया है, अतीत का है। उसे मात्र स्वप्न समझें। आप उसकी पीड़ा के बाहर आयें। वह धोखा दे गया, ऐसा होना ही था। आपका अपयश हुआ, होना ही था। आर्थिक हानि हुई, होनी ही थी। यह सब एक विधान था, उसी विधान के तहत आप वहाँ गये। अब वह घट गया, उसको उसी तरह घटना था। बस मात्र अब स्वप्न ही रह गया है। आपने कर दिया, अच्छा किया। आप पर कोई बन्धन नहीं, दबाव नहीं। भीतर दबाव नहीं होना चाहिए, यही मुक्ति है।

जो भी घटना घटी है, उसके अर्थ पर विचार करना चाहिए।

आपके भीतर ललक थी। आपने अपने ऊपर पूरा विश्वास नहीं किया था। लहर आयेगी, टकरायेगी। लहरें विचारों की होती हैं, काम की, क्रोध की, अहंकार की। आपको अविचलित रहना था, अप्रभावित। आप बह गये, दोष आपका। दूसरा कोई आपके दुख का, आपकी पराजय का कारण नहीं हो सकता, कारण स्वयं ही हैं।

घटना से मिली सीख, शक्ति देती है

आपने भूल स्वीकार की, फिर ग़लती न करने का संकल्प लिया। आपको शक्ति मिली। घटनाओं के अर्थ पर विचार करने से, अपने भीतर स्वाभाविक गुण उत्पन्न होने लगते हैं। जो आपने किया उसकी ही स्मृति अंकित होती है। जो हो रहा है, वह हमें प्रभावित नहीं करता, हम भूलते जाते हैं, ...क्यों? जैसे फोटोग्राफर जहाँ क्लिक करता है, वहीं फोटो खिंच जाता है। वही दृश्य संग्रह का हिस्सा बन गया। वही हमारा हाल है, जहाँ मन सक्रिय हुआ, वह क्लिक करता चला जाता है। इसलिए-

अपनी पूरी शक्ति से जो कार्य वर्तमान में है, मन को वहीं लगाये रखने से प्रत्येक कर्म साधन बन जाता है। इससे कार्य के प्रति अपनी लगन बढ़ती है और उसे पूरा करने की सामर्थ्य भी विधान के अनुसार प्राप्त होती जाती है। कभी यह मत सोचिए कि यह कार्य बड़ा है, यह छोटा है। जो छोटे कार्य को भी सावधानीपूर्वक नहीं करेगा, उसका बड़ा कार्य भी कभी पूर्ण नहीं होता है। हर कार्य को उतनी ही गम्भीरता व लगन से पूरा करना चाहिए, जितनी लगन हम किसी बड़े कार्य को करने के प्रति रखते हैं। इससे सबसे बड़ा लाभ यह होता है कि इस कार्य को करने से जो भी इसका प्रभाव होगा, वह हमारे चित पर संग्रहित नहीं होगा। क्यों कि वर्तमान में किया गया हर कार्य, निष्काम कार्य हो जाता है। भूत और भविष्य का भटकाव ही तो प्रभाव को चित्त में अंकित करता है। उसका असहयोग होने पर जहाँ कार्यपूर्णता पर सिद्धि प्राप्त होती है, वहीं सहज प्रेम की प्राप्ति भी होती है। जिस तनावरहित जीवन की हम कल्पना करते हैं, वह वहीं प्राप्त होता है।

यहाँ तो हालत यह है कि हम मात्र अपना सुख देखते हैं। मुझे अधिक से

अधिक लाभ मिलते जायें। जितना हो सके, मैं दूसरों का हक़ छीन लूँ। पर यह तो पता करें, दूसरा है कौन? जैसे शरीर में बायाँ हाथ, दायें हाथ से अलग नहीं है, एक ही शरीर है, उसी प्रकार समाज में हम सब जुड़े हुए हैं। एक वर्ग का सुख अगर दूसरों को दुख पहुँचा कर आयेगा, तो कालान्तर में उन्हें पचास गुना दुख मिलेगा, यही प्राकृतिक विधान है।

इसीलिए सार यह है –

हमें जो भी मिला है, प्राकृतिक विधान से मिला है। वह हमारे ही संस्कारों के अनुसार मिला है। हम जो भी करेंगे, अच्छा या बुरा, वह कई-कई गुना होकर हमें प्राप्त होगा। अतः कर्म के प्रति जहाँ गहरी सजगता रहे, वहीं सतर्कता भी रहे कि हम लोभ या प्रलोभन से तो कार्य नहीं कर रहे? हमारे द्वारा किसी को दुख तो नहीं पहुँच रहा है? सामर्थ्य के सदुपयोग व विवेक का आदर करने से, विवेक-विरोधी कार्य जहाँ छूट जाते हैं, सामर्थ्य से परे के कार्य जहाँ प्रकृति को ही अर्पित हो जाते हैं, वहीं जो कार्य हो सकते हैं, उनके हो जाने से, कामना की पूर्ति का स्वाभाविक सुख प्राप्त होता है, जो शान्ति की ओर ले जाता है। इसी से जहाँ आत्म-विश्वास की प्राप्ति होती है, वहीं आत्म-सम्मान भी प्राप्त होता है और हमारा 'आत्म', हम जिसे एस्टीम कहें या स्वाभिमान कहें या अपनी अस्मिता कहें शब्दों पर जाना व्यर्थ है, 'हम हैं', यह अहसास तीव्र होता चला जाता है।

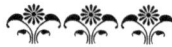

❈❈❈

www.ingramcontent.com/pod-product-compliance
Lightning Source LLC
Chambersburg PA
CBHW070942280326
41934CB00009B/1988
* 9 7 8 9 3 5 0 5 7 6 1 8 2 *